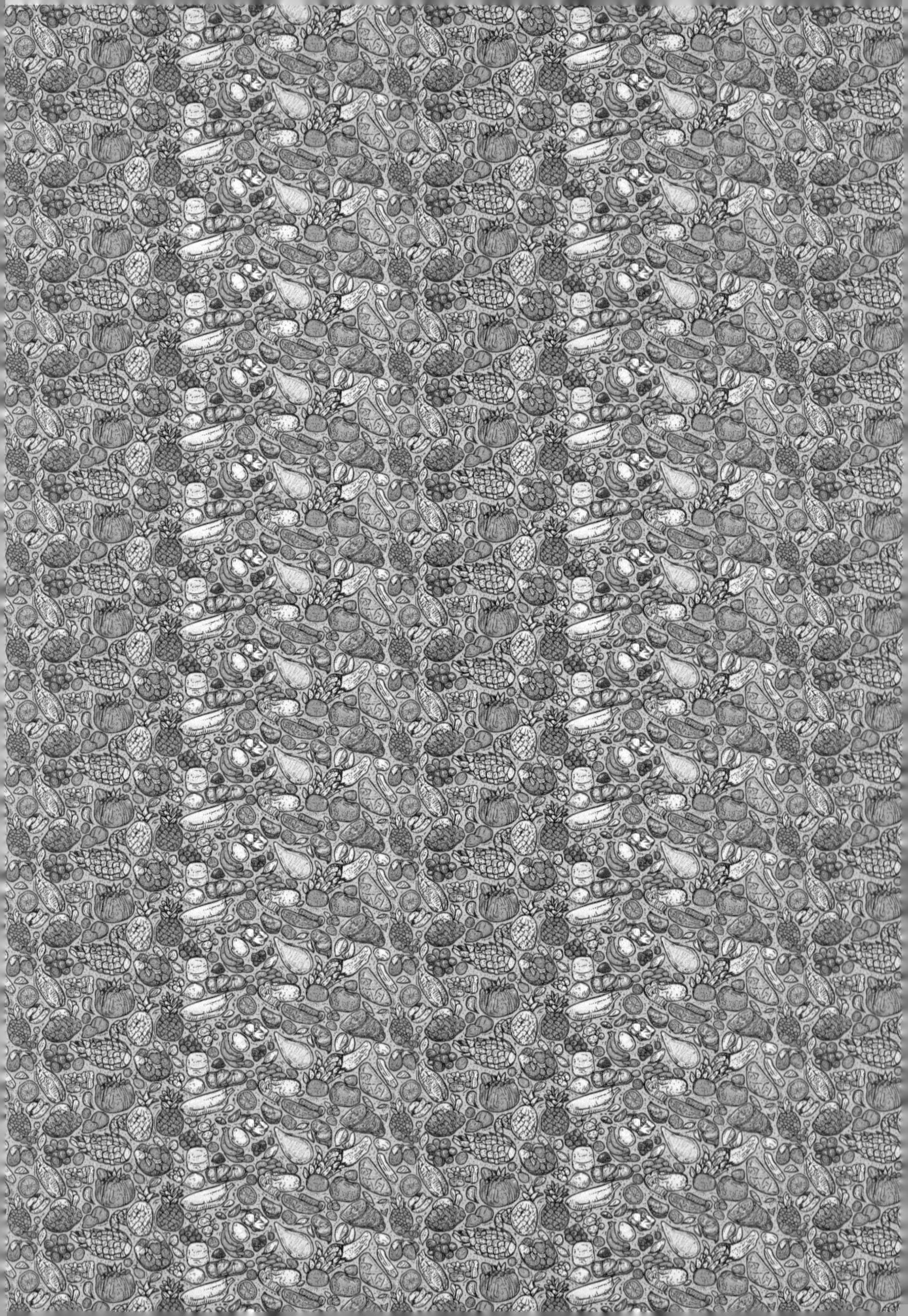

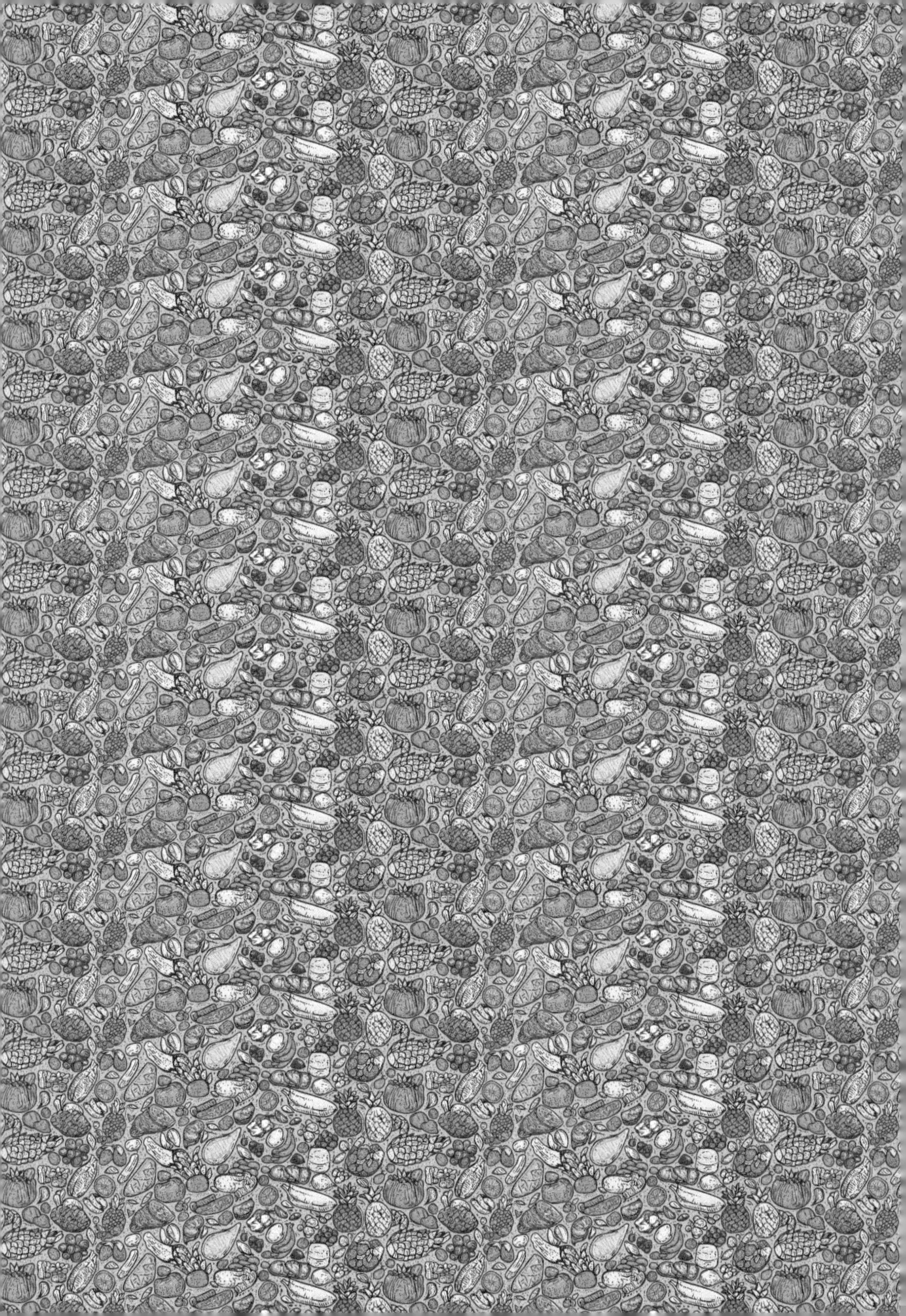

## Colophon

Saage Media GmbH
c/o SpinLab – The HHL Accelerator
Spinnereistraße 7
04179 Leipzig, Germany
E-Mail: contact@SaageMedia.com
Web: www.SaageMedia.com
Commercial Register: Local Court Leipzig, HRB 42755 (Handelsregister: Amtsgericht Leipzig, HRB 42755)
Managing Director: Rico Saage (Geschäftsführer)
VAT ID Number: DE369527893 (USt-IdNr.)

Editore: Saage Media GmbH
Pubblicazione: 02.2025
Design della copertina: Saage Media GmbH
ISBN Brossura (it): 978-3-384-53330-2
ISBN Ebook (it): 978-3-384-53331-9

## Note legali / Avvisi


I link esterni e i riferimenti alle fonti elencati in questo libro sono stati verificati al momento della pubblicazione. L'autore non ha alcuna influenza sulla progettazione e sui contenuti attuali e futuri delle pagine collegate. Il fornitore del sito web collegato è l'unico responsabile per contenuti illegali, errati o incompleti e per danni derivanti dall'uso o dal mancato uso delle informazioni, non chi fa riferimento alla rispettiva pubblicazione tramite link. Tutte le fonti esterne utilizzate sono elencate nella bibliografia. Nonostante l'accurato controllo dei contenuti, non ci assumiamo alcuna responsabilità per i contenuti di fonti esterne. Gli operatori delle fonti citate sono gli unici responsabili del loro contenuto. Immagini e fonti di terzi sono contrassegnate come tali. La riproduzione, l'elaborazione, la distribuzione e qualsiasi tipo di sfruttamento al di fuori dei limiti del diritto d'autore richiedono il consenso scritto dell'autore o del creatore.
Questo libro è stato tradotto dal tedesco. Non si possono escludere completamente deviazioni dall'originale o errori di traduzione. Tutte le fonti citate nel libro sono disponibili in inglese. Non ci assumiamo alcuna responsabilità per eventuali imprecisioni o malintesi di contenuto derivanti dalla traduzione.
I dati nei diagrammi che non sono esplicitamente contrassegnati con una fonte non si basano su studi ma sono ipotesi non vincolanti per una migliore visualizzazione.
Questo libro è stato creato utilizzando l'Intelligenza Artificiale (IA) e altri strumenti. Tra le altre cose, sono stati utilizzati strumenti per la ricerca, la scrittura/editing e la generazione di illustrazioni decorative. Nonostante i controlli, non si possono escludere completamente gli errori. Vorremmo sottolineare che l'uso dell'IA serve come strumento di supporto per offrire ai nostri lettori un'esperienza di lettura di alta qualità e stimolante.

I riferimenti e le citazioni contenuti in questo libro sono stati accuratamente ricercati e riprodotti nel loro significato. L'interpretazione e la presentazione del contenuto citato riflettono la comprensione dell'autore e non necessariamente corrispondono all'intenzione o all'opinione degli autori originali. Per le citazioni parafrasate, le dichiarazioni principali delle fonti originali sono state incorporate nel contesto di quest'opera secondo le migliori conoscenze e convinzioni, ma possono deviare dalle formulazioni originali e dalle sfumature di significato a causa del trasferimento e della semplificazione. Tutte le fonti utilizzate sono completamente elencate nella bibliografia e possono essere lette lì nell'originale. La responsabilità dell'interpretazione e dell'incorporazione contestuale del contenuto citato è dell'autore di questo libro. Per domande scientifiche e informazioni dettagliate, si raccomanda di consultare le fonti originali. L'autore si è sforzato di presentare argomenti scientifici complessi in modo generalmente comprensibile. Non si possono escludere semplificazioni e generalizzazioni. Non può essere fornita alcuna garanzia per l'accuratezza tecnica e la completezza delle presentazioni semplificate. La riproduzione parafrasata di citazioni e scoperte scientifiche viene effettuata coscienziosamente in conformità con la legge sulle citazioni secondo § 51 UrhG e tutte le disposizioni pertinenti sul diritto d'autore di altri paesi. Quando si semplifica, trasferisce e possibilmente traduce contenuto scientifico in un linguaggio generalmente comprensibile, si possono perdere sfumature di significato e dettagli tecnici. L'autore non rivendica diritti sulle opere citate e rispetta tutti i diritti d'autore degli autori originali. Se viene rilevato un uso non autorizzato, l'autore chiede di essere informato per prendere le misure appropriate. Per scopi accademici e quando utilizzato come riferimento scientifico, si raccomanda espressamente di consultare le fonti originali. La presentazione semplificata serve esclusivamente per informazione scientifica popolare.

Le informazioni contenute in questo libro riguardanti l'alimentazione antinfiammatoria nelle malattie reumatiche sono state ricercate con cura e compilate secondo le migliori conoscenze. Tuttavia, non è possibile escludere completamente errori. Le raccomandazioni e le strategie alimentari presentate per il reumatismo, l'artrosi e altre malattie infiammatorie non sostituiscono una consulenza o un trattamento medico professionale. Prima di intraprendere un cambiamento alimentare, in particolare in presenza di malattie autoimmuni come l'artrite reumatoide o l'artrite psoriasica, è consigliabile consultare il proprio medico curante o un nutrizionista qualificato. L'effetto di determinati alimenti o di regimi alimentari può variare notevolmente da individuo a individuo. Le raccomandazioni alimentari descritte devono essere intese come misure di supporto e non sostituiscono un trattamento medico necessario. Non è possibile garantire l'efficacia delle strategie alimentari presentate. Non si assume alcuna responsabilità per danni alla salute che potrebbero derivare dall'applicazione delle informazioni contenute in questo libro. Tutti i nomi di marchi e marchi registrati di integratori alimentari o alimenti speciali sono di proprietà dei rispettivi titolari. Le fonti scientifiche e gli studi su cui si basano le raccomandazioni alimentari sono elencati nell'appendice.

Bendis Saage

# Alimentazione e Malattie Reumatiche: Dieta Antinfiammatoria per Artrite e Artrosi

## Guida pratica alla medicina nutrizionale per gestire infiammazioni silenti, artrite reumatoide e malattie autoimmuni attraverso un efficace cambiamento di dieta

85 Fonti
45 Diagrammi
66 Immagini
7 Illustrazioni

**Cari lettori,**

vi ringraziamo di cuore per aver scelto questo libro. Con la vostra scelta ci avete dato non solo la vostra fiducia, ma anche parte del vostro prezioso tempo. Lo apprezziamo molto.

Le malattie reumatiche colpiscono milioni di persone e possono limitare significativamente la qualità della vita. La buona notizia: un cambiamento mirato nella dieta può influenzare positivamente i processi infiammatori. Questo libro specialistico mostra in modo sistematico come le persone colpite possano alleviare i propri disturbi attraverso un'alimentazione antinfiammatoria. Combina le attuali scoperte in campo nutrizionale con indicazioni pratiche per l'attuazione nella vita quotidiana. I lettori ricevono una visione approfondita delle interrelazioni tra alimentazione e processi autoimmuni. Vengono considerati sia i fondamenti dell'alimentazione antireumatica sia le peculiarità specifiche delle malattie come l'artrite reumatoide, l'osteoartrite e l'artrite psoriasica. Con raccomandazioni concrete, piani alimentari e suggerimenti pratici, questo libro supporta nel modificare gradualmente la propria alimentazione. Sfruttate il potere della giusta alimentazione per ridurre i vostri disturbi in modo naturale e migliorare la vostra qualità della vita.

Questa guida fornisce informazioni comprensibili e pratiche su un argomento complesso. Grazie a strumenti digitali autoprodotti che utilizzano anche reti neurali, siamo stati in grado di condurre ricerche approfondite. I contenuti sono stati strutturati in modo ottimale e sviluppati fino alla versione finale per fornire una panoramica ben fondata e facilmente accessibile. Il risultato: ottieni una visione completa e benefici di spiegazioni chiare ed esempi illustrativi. Anche il design visivo è stato ottimizzato attraverso questo metodo avanzato in modo da poter cogliere e utilizzare rapidamente le informazioni.

Ci impegniamo per la massima precisione, ma siamo grati per qualsiasi segnalazione di possibili errori. Visitate il nostro sito web per trovare le ultime correzioni e aggiunte a questo libro. Queste saranno incorporate anche nelle edizioni future.

Speriamo che vi piaccia leggere e scoprire cose nuove! Se avete suggerimenti, critiche o domande, attendiamo il vostro feedback. Solo attraverso uno scambio attivo con voi lettori le future edizioni e opere potranno diventare ancora migliori. Restate curiosi!

**Bendis Saage**

Saage Media GmbH - Squadra

- www.SaageBooks.com/it
- support@saagemedia.com
- Spinnereistraße 7 - c/o SpinLab – The HHL Accelerator, 04179 Leipzig, Germany

## Accesso rapido alla conoscenza

Per garantire un'esperienza di lettura ottimale, desideriamo familiarizzarvi con le caratteristiche principali di questo libro:

- **Struttura Modulare:** Ogni capitolo è autonomo e può essere letto indipendentemente dagli altri.
- **Ricerca Approfondita:** Tutti i capitoli si basano su ricerche approfondite e sono supportati da riferimenti scientifici. I dati mostrati nei diagrammi servono per una migliore visualizzazione e si basano su ipotesi, non sui dati forniti nelle fonti. Un elenco completo delle fonti e dei crediti delle immagini si trova nell'appendice.
- **Terminologia Chiara:** I termini tecnici sottolineati sono spiegati nel glossario.
- **Riassunti dei Capitoli:** Alla fine di ogni capitolo troverete riassunti concisi che vi daranno una panoramica dei punti chiave.
- **Raccomandazioni Concrete:** Ogni sottocapitolo si conclude con un elenco di consigli specifici per aiutarvi a mettere in pratica ciò che avete imparato.

**Materiali bonus aggiuntivi sul nostro sito web**

Sul nostro sito web pianifichiamo di mettere a disposizione i seguenti materiali esclusivi:

- Contenuti bonus e capitoli aggiuntivi
- Un riepilogo complessivo compatto
- Una versione radiodrammatica. (In pianificazione)

Il sito web è attualmente in costruzione.

www.SaageBooks.com/it/
alimentazione_per_malattie_reumatiche-bonus-2QRBIB

# Indice

# 1. Fondamenti della dieta antireumatica

Possiamo davvero influenzare i disturbi reumatici attraverso una corretta alimentazione? La ricerca degli ultimi anni mostra chiare correlazioni tra alimenti e processi infiammatori nel corpo. Ciò che mangiamo influisce direttamente sui processi biochimici nelle nostre articolazioni e nei nostri tessuti. Le moderne scoperte in campo nutrizionale aprono nuove strade nel trattamento delle malattie reumatiche. Le pagine seguenti rivelano le basi scientifiche di una terapia nutrizionale mirata e mostrano come poterla applicare nella vita quotidiana.

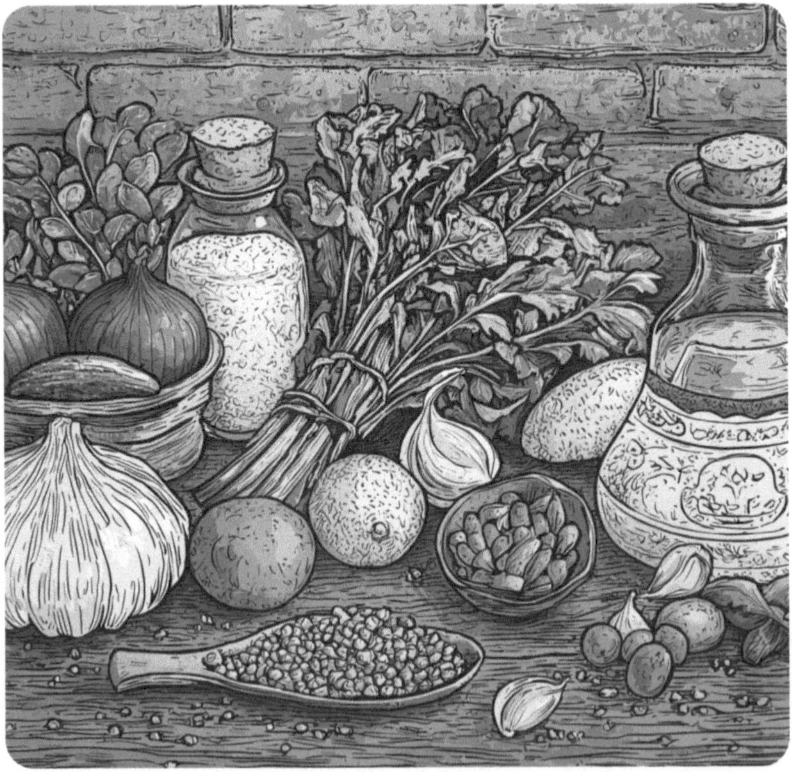

## 1. 1 Principi di medicina nutrizionale

La nutrizione influisce in modo comprovato sui processi infiammatori nel corpo e gioca quindi un ruolo decisivo nelle malattie reumatiche. Sia gli alimenti pro-infiammatori che quelli anti-infiammatori influenzano la flora intestinale, il metabolismo e, infine, il decorso della malattia. Un cambiamento mirato nella dieta può alleviare i sintomi e migliorare la qualità della vita. Scoprite in questo capitolo come i principi di nutrizione medica costituiscano la base per una dieta antireumatica.

*Una dieta antireumatica dovrebbe includere alimenti antinfiammatori come frutta, verdura, noci, legumi, cereali integrali, acidi grassi omega-3 e spezie, mentre gli alimenti infiammatori come carne rossa e lavorata, carboidrati raffinati, grassi saturi e un consumo eccessivo di sale dovrebbero essere ridotti per promuovere la salute intestinale e influenzare positivamente i processi metabolici.*

## Relazione tra alimentazione e infiammazione

L'alimentazione influisce in modo dimostrabile sui processi infiammatori nel corpo [s1]. Alimenti che favoriscono l'infiammazione, come carne rossa e sale, possono influenzare negativamente la artrite reumatoide, alterando la flora intestinale e la composizione corporea [s2]. Una dieta ricca di fibre, come i cereali integrali, ha effetti positivi sui marcatori infiammatori associati all'artrite reumatoide [s2]. Anche gli acidi grassi polinsaturi, in particolare gli acidi grassi omega-3, hanno effetti antinfiammatori e antiossidanti [s2]. Possono ridurre l'infiammazione e alleviare i sintomi dell'artrite reumatoide [s2]. Altri alimenti antinfiammatori includono frutta, verdura, noci, legumi, spezie e proteine vegetali [s3]. Al contrario, carne rossa e lavorata, carboidrati raffinati e grassi saturi sono considerati pro-infiammatori [s3]. La dieta mediterranea, ricca di acidi grassi insaturi e antiossidanti, può ridurre l'infiammazione e migliorare la funzione fisica [s4]. In alternativa, una dieta vegana può ridurre la reattività immunitaria verso specifici allergeni alimentari, favorendo così la remissione nell'artrite reumatoide [s4]. Una dieta di eliminazione, in cui vengono esclusi potenziali allergeni, può controllare i sintomi dell'artrite reumatoide associata a cibi [s4]. Anche la qualità dei carboidrati influisce sull'infiammazione sistemica: una dieta ricca di fibre mostra una correlazione negativa con marcatori infiammatori come CRP e IL-6 [s5]. Un elevato consumo di sale amplifica gli effetti negativi di altri fattori ambientali ed è associato a un aumento del rischio di artrite reumatoide [s5]. La vitamina D e i probiotici potrebbero anche offrire vantaggi protettivi [s2]. Alcune spezie possiedono proprietà antinfiammatorie [s2].

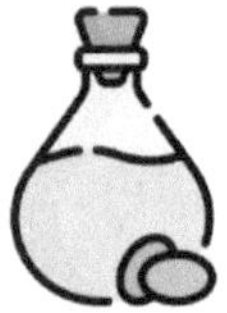

## Utile sapere

**Artrite Reumatoide**

Una malattia articolare cronica infiammatoria, caratterizzata da dolore, gonfiore e rigidità nelle articolazioni. L'alimentazione può influenzare il decorso della malattia, favorendo o inibendo l'infiammazione.

**Dieta Mediterranea**

Uno schema alimentare ricco di frutta, verdura, olio d'oliva, pesce e cereali integrali. La dieta mediterranea è povera di carne rossa e alimenti lavorati. Ha effetti positivi sulla salute e può ridurre l'infiammazione nel corpo, il che può essere vantaggioso per le malattie reumatiche.

**Dieta Vegana**

Uno stile alimentare che esclude completamente i prodotti di origine animale. Una dieta vegana, se pianificata e attuata correttamente, può contribuire a ridurre l'infiammazione e modulare il sistema immunitario, il che può avere effetti positivi sulle malattie reumatiche. È tuttavia importante prestare attenzione a un adeguato apporto di nutrienti, in particolare di vitamina B12, ferro e acidi grassi omega-3.

## Correlazione tra dieta e marcatori infiammatori

Illustra la relazione tra l'indice infiammatorio alimentare e i livelli di PCR.

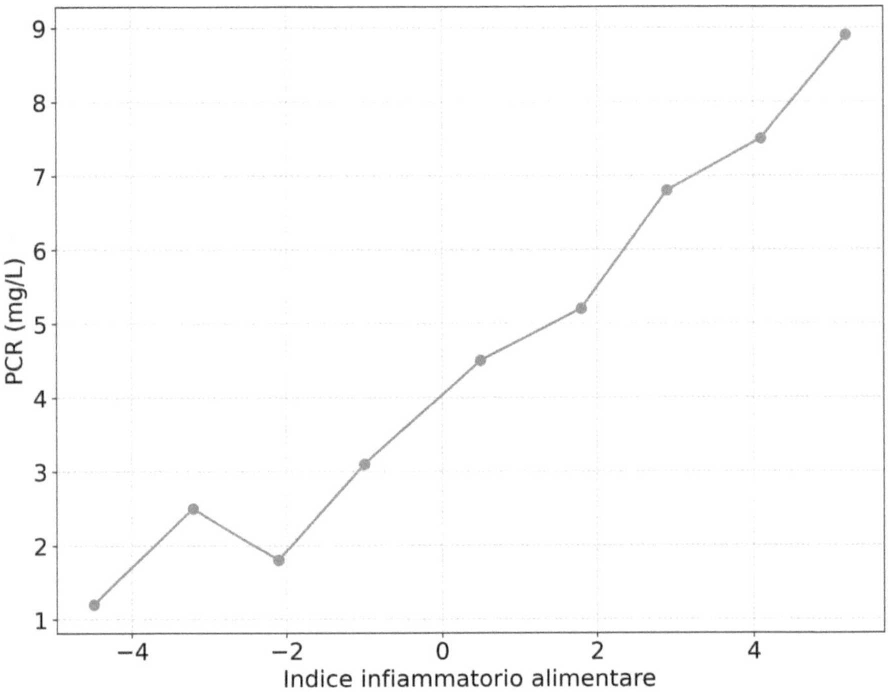


Questo grafico suggerisce una correlazione positiva tra un indice infiammatorio alimentare più elevato (dieta pro-infiammatoria) e livelli elevati di PCR, indicando un aumento dell'infiammazione sistemica. Gli individui con punteggi dell'indice infiammatorio alimentare più bassi (dieta antinfiammatoria) tendono ad avere livelli di PCR più bassi, suggerendo una migliore gestione dell'infiammazione. Ciò supporta l'importanza di una dieta antinfiammatoria nella gestione delle condizioni infiammatorie.

## Processi metabolici nelle malattie reumatiche

Le malattie reumatiche sono spesso associate a processi metabolici alterati, che possono influenzare il decorso della malattia. Un elemento centrale è la resistenza all'insulina, che si verifica frequentemente nei soggetti colpiti ed è correlata a concentrazioni elevate di mediatori infiammatori, come TNF-α, IL-1α, IL-1β e IL-6 [s6]. Queste citochine giocano un ruolo chiave nell'insorgenza di infiammazioni e dolori, sintomi tipici delle malattie reumatiche. Una strategia nutrizionale che influisce positivamente sul metabolismo può quindi contribuire ad alleviare i disturbi. La dieta chetogenica, che attraverso una drastica riduzione dei carboidrati riadatta il metabolismo alla combustione dei grassi e alla formazione di corpi chetonici, mostra approcci promettenti [s6]. Migliorando la sensibilità all'insulina, questa forma di alimentazione può ridurre il rilascio delle citochine infiammatorie e quindi attenuare i processi infiammatori nel corpo [s6]. Un ulteriore effetto positivo della dieta chetogenica è la riduzione del peso, che spesso si verifica come effetto collaterale. L'eccesso di peso intensifica la reazione infiammatoria nel corpo, poiché il tessuto adiposo contribuisce anch'esso alla produzione di mediatori infiammatori [s6]. Una perdita di peso può quindi ridurre il carico di questi mediatori e abbassare l'attività infiammatoria. Chi soffre di disturbi reumatici e allo stesso tempo è in sovrappeso potrebbe trarre beneficio dagli effetti positivi sulla metabolizzazione e sul peso di una dieta chetogenica, seguita da un medico o un nutrizionista. È importante considerare la fattibilità a lungo termine e le esigenze individuali.

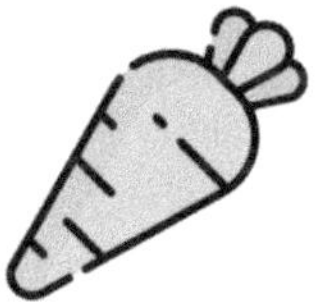

## Utile sapere

### Corpi chetonici

I corpi chetonici sono molecole ricche di energia prodotte dal corpo quando brucia grassi invece di carboidrati. Servono come fonte alternativa di energia per il cervello e i muscoli e possono avere effetti positivi sui processi infiammatori nelle malattie reumatiche.

### Dieta chetogenica

La dieta chetogenica è una forma di alimentazione molto povera di carboidrati e ricca di grassi. Attraverso la riduzione dell'assunzione di carboidrati, il corpo riadatta il suo metabolismo e utilizza i grassi come fonte primaria di energia. In questo processo si formano corpi chetonici, che possono avere un effetto antinfiammatorio e alleviare i disturbi nelle malattie reumatiche.

### Resistenza all'insulina

La resistenza all'insulina si verifica quando le cellule del corpo non rispondono più adeguatamente all'ormone insulina. Ciò porta a livelli elevati di zucchero nel sangue e può favorire processi infiammatori nel corpo, che giocano un ruolo nelle malattie reumatiche.

**Attività metabolica e infiammazione nelle malattie reumatiche**

Correlazione tra attività metabolica, marcatori di infiammazione e intensità della malattia nelle condizioni reumatiche.

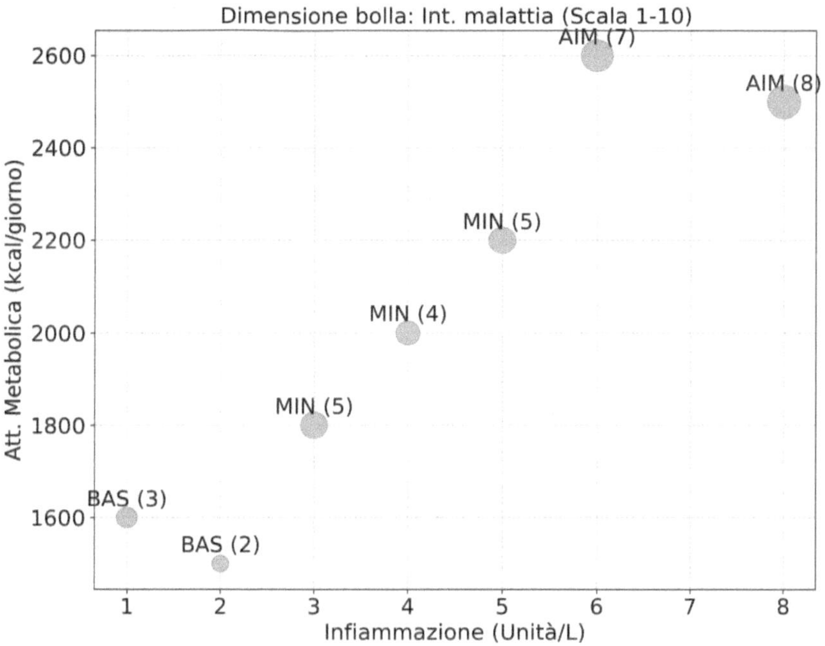


Blasengröße: Int. Malattia (Scala 1-10)

- AIM: Alta intensità della malattia
- BAS: Bassa intensità della malattia
- MIN: Intensità media della malattia

Il grafico suggerisce un potenziale legame tra una maggiore attività metabolica e un aumento dei marcatori di infiammazione negli individui che manifestano sintomi di malattia reumatica più intensi. Quelli con intensità di malattia moderata mostrano una gamma di attività metaboliche, indicando l'influenza di altri fattori. Una minore attività metabolica sembra associata a una minore infiammazione, indipendentemente dall'intensità della malattia.

## Importanza della salute intestinale

L'intestino, per essere più precisi, la sua microbiota, influisce sulla digestione, sull'assorbimento dei nutrienti e sulle reazioni infiammatorie locali [s7]. Una microbioma ottimizzata può migliorare la digestione e alleviare i disturbi gastrointestinali [s7]. Pertanto, attraverso la selezione mirata di alimenti che promuovono una flora intestinale sana, è possibile influenzare positivamente la funzione digestiva. Gli alimenti ricchi di fibre, ad esempio, favoriscono la crescita di batteri utili e la produzione di acidi grassi a catena corta (SCFAs), che hanno un effetto antinfiammatorio [s8]. Una dieta ricca di fibre può influenzare positivamente la composizione microbica e aumentare così la produzione di SCFAs [s8]. Questi SCFAs, a loro volta, possono ridurre le infiammazioni e quindi avere un impatto positivo sulle malattie reumatiche [s8]. Allo stesso tempo, è consigliabile evitare alimenti che favoriscono uno squilibrio della flora intestinale (disbiosi) [s7]. Una disbiosi, ovvero una flora intestinale alterata, può intensificare le infiammazioni e rendere la mucosa intestinale più permeabile ("Leaky Gut") [s7]. Questa maggiore permeabilità può favorire l'assorbimento di sostanze indesiderate e promuovere processi infiammatori nel corpo [s7]. La salute intestinale contribuisce quindi non solo al benessere generale, ma influisce anche sul decorso delle malattie reumatiche [s8] [s9]. Un cambiamento dietetico mirato può ottimizzare la flora intestinale e alleviare i sintomi delle malattie reumatiche [s9].

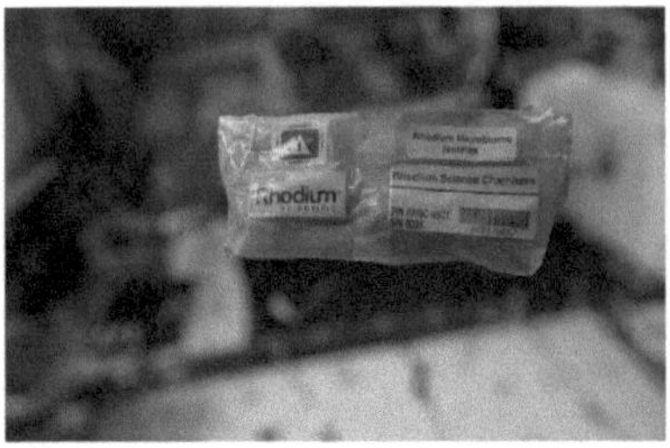

*microbioma* [i2]

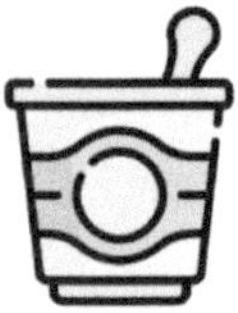

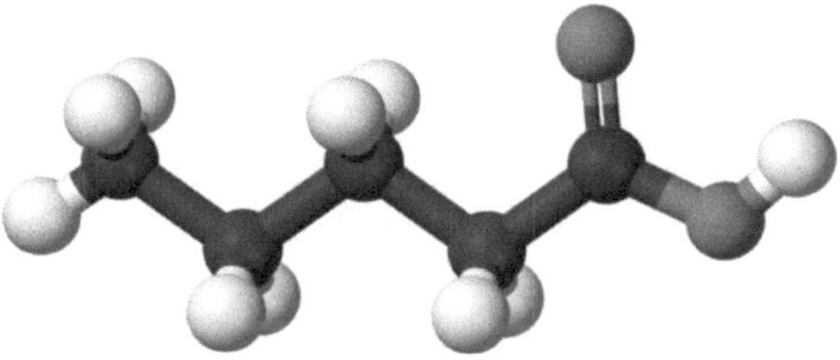

*Acidi grassi a catena corta* [i1]

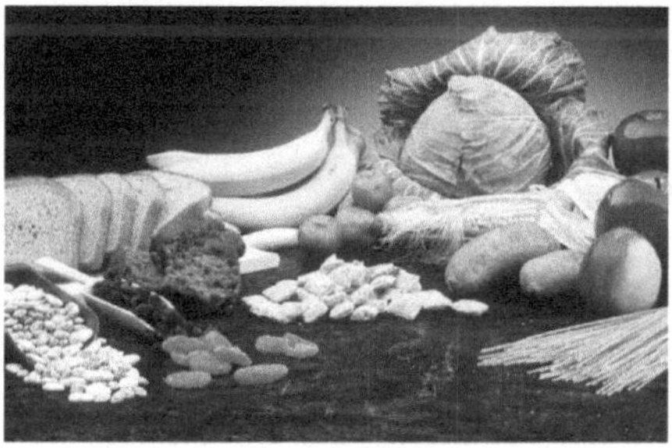

*Fibre alimentari* [i3]

## Utile sapere

**Leaky Gut**

Descrive un'aumentata permeabilità della mucosa intestinale. Ciò consente a sostanze indesiderate di entrare nel flusso sanguigno e scatenare infiammazioni, il che è problematico nelle malattie reumatiche, poiché può intensificare i sintomi.

**Microbioma**

Si riferisce all'insieme dei geni di tutti i microrganismi nell'intestino. Il microbioma influisce sull'assorbimento dei nutrienti e sul sistema immunitario, giocando un ruolo importante nelle malattie reumatiche, poiché può modulare la risposta immunitaria e influenzare le infiammazioni.

**Microbiota**

L'insieme di tutti i microrganismi che colonizzano l'intestino. Una microbiota equilibrata è fondamentale per una digestione sana e un sistema immunitario forte, il che è particolarmente importante nelle malattie reumatiche, poiché può ridurre le infiammazioni nel corpo.

**Composizione del Microbiota Intestinale**

Distribuzione tipica del microbiota intestinale.

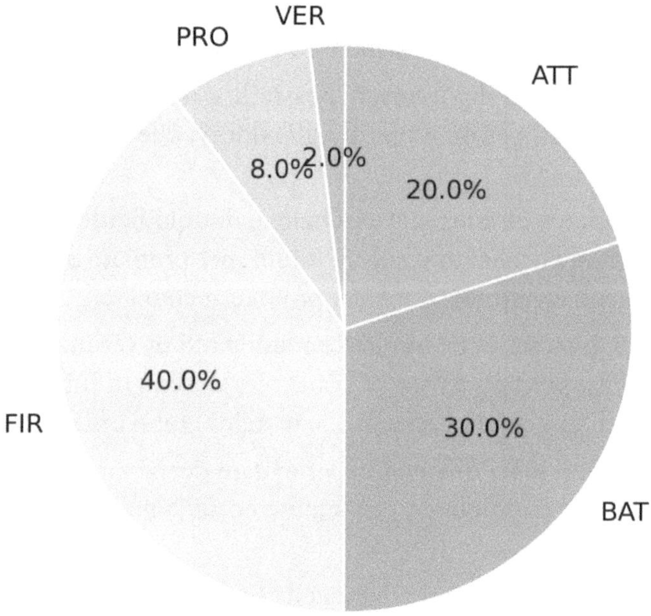


ATT: Attinomiceti
BAT: Bacteroidetes
FIR: Firmicutes
PRO: Proteobacteria
VER: Verrucomicrobia

Un microbiota intestinale equilibrato è cruciale per la salute generale, specialmente in condizioni come le malattie reumatiche. Sebbene esistano variazioni, questo grafico riflette una distribuzione generale. Una maggiore proporzione di batteri benefici come *Bacteroidetes* e *Firmicutes*, combinata con livelli equilibrati di *Actinobacteria*, contribuisce a un ambiente intestinale sano. Squilibri, come una crescita eccessiva di *Proteobacteria*, possono essere associati a infiammazione e possono esacerbare i sintomi reumatici. Promuovere un microbiota diversificato ed equilibrato attraverso interventi dietetici e di stile di vita può influenzare positivamente la funzione immunitaria e potenzialmente alleviare l'attività della malattia.

**Consigli concreti**

- Integra quotidianamente una porzione di alimenti fermentati come crauti o kimchi nella tua dieta per supportare la flora intestinale.
- Sperimenta con spezie antinfiammatorie come curcuma, zenzero e cannella nei tuoi piatti per sfruttarne gli effetti positivi.
- Prepara i tuoi pasti il più freschi possibile e riduci il consumo di alimenti lavorati per minimizzare gli additivi che favoriscono l'infiammazione.
- Fai attenzione a un'adeguata assunzione di liquidi, idealmente con acqua, tè non zuccherati o succhi diluiti, per promuovere il metabolismo e l'eliminazione dei prodotti metabolici.
- Rendi più gustose le tue insalate e i tuoi piatti di verdure con oli di alta qualità, spremuti a freddo, come olio di semi di lino o olio d'oliva, per aumentare l'assunzione di acidi grassi omega-3.
- Pianifica i tuoi pasti in anticipo per evitare decisioni alimentari impulsive e poco salutari e per seguire costantemente i tuoi obiettivi nutrizionali.
- Integra un'attività fisica regolare nella tua routine quotidiana per stimolare il metabolismo e amplificare gli effetti antinfiammatori della dieta.
- Rifletti sulle tue abitudini alimentari e identifica potenziali fattori scatenanti per i tuoi disturbi reumatici, in modo da evitarli consapevolmente.
- Crea le tue ricette individuali con verdure e frutta di stagione per portare varietà nella tua dieta e ottimizzare l'apporto di nutrienti.
- Sostituisci i carboidrati raffinati con alternative ricche di fibre come pane integrale o quinoa per mantenere stabile il tuo livello di zucchero nel sangue.

## 1. 2 Principi attivi antinfiammatori

Le infiammazioni croniche giocano un ruolo centrale nelle malattie reumatiche e causano dolore, rigidità e limitazioni funzionali. L'alimentazione offre opportunità per influenzare positivamente questi processi infiammatori. Diversi nutrienti, tra cui i fitonutrienti, gli acidi grassi essenziali, così come vitamine e minerali, possiedono proprietà antinfiammatorie e possono modulare l'attività della malattia. Scoprite di seguito come una selezione mirata di alimenti possa supportare la vostra salute.

*Per un'ottimale azione antinfiammatoria è fondamentale un equilibrio tra gli acidi grassi Omega-6 e Omega-3, poiché un eccesso di Omega-6 può favorire le infiammazioni.*

## Sostanze fitochimiche secondarie

Le sostanze fitochimiche secondarie, presenti in frutta, verdura e spezie, offrono molteplici opportunità per influenzare le infiammazioni nel corpo [s10] [s11]. Agiscono in modi diversi sui processi infiammatori. Ad esempio, i flavonoidi, abbondanti in frutta e verdura, inibiscono la produzione di mediatori infiammatori e rafforzano al contempo le difese antiossidanti del corpo [s10]. I carotenoidi, anch'essi presenti in molti alimenti vegetali, riducono i fattori infiammatori grazie alle loro proprietà antiossidanti [s10]. Anche le fibre, trasformate dalla flora intestinale in acidi grassi a catena corta, contribuiscono all'inibizione dell'infiammazione [s10]. Chi arricchisce la propria dieta con una maggiore quantità di frutta e verdura colorata può quindi beneficiare delle proprietà antinfiammatorie delle sostanze fitochimiche secondarie. Le spezie offrono un'altra fonte di sostanze bioattive. Cannella, aglio, zenzero, curcuma e zafferano sono solo alcuni esempi di spezie con proprietà antinfiammatorie [s11]. Il curcumina, il principio attivo principale della curcuma, influisce sul metabolismo dell'acido arachidonico e inibisce l'espressione di citochine pro-infiammatorie [s11]. Anche lo zenzero agisce in modo simile, riducendo la produzione di mediatori infiammatori [s12]. La piccantezza dello zenzero, causata da gingeroli, shogaoli e altre sostanze bioattive, non è solo un'esperienza di gusto, ma anche un indicatore delle sue proprietà antinfiammatorie [s12]. Tuttavia, l'efficacia di queste sostanze vegetali può essere influenzata dalla conservazione e dalla preparazione [s11]. I polifenoli, un ampio gruppo di sostanze fitochimiche secondarie, hanno anch'essi effetti antinfiammatori e immunomodulatori, in particolare i flavonoidi [s13]. Intervengono in diversi percorsi di segnalazione all'interno delle cellule coinvolte nelle reazioni infiammatorie, tra cui il percorso di segnalazione NF-κB e la via MAPK [s13]. Inoltre, i polifenoli influenzano i meccanismi epigenetici, che a loro volta regolano la risposta immunitaria e le

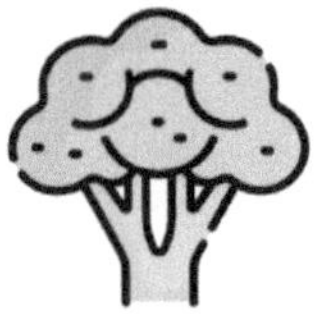

reazioni infiammatorie [s13]. La varietà delle sostanze fitochimiche secondarie e dei loro meccanismi d'azione sottolinea il potenziale di una dieta ricca di piante per supportare le malattie infiammatorie.

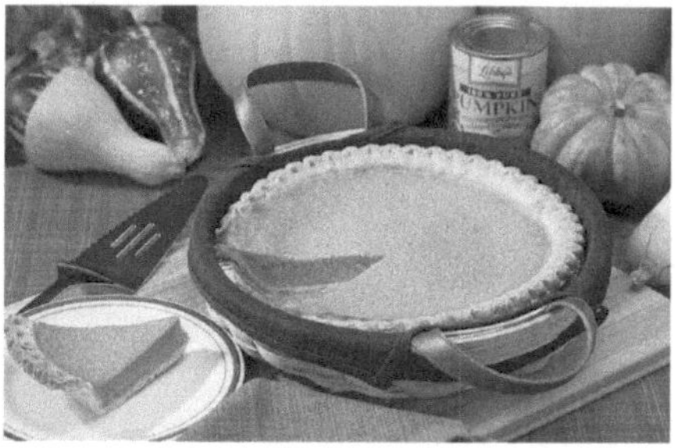

*Carotenoidi* [i4]

## Utile sapere

**Acidi grassi a catena corta**

Gli acidi grassi a catena corta, come butirrato, acetato e propionato, forniscono energia alle cellule della mucosa intestinale e ne promuovono la salute. Un intestino sano è importante per la regolazione immunitaria e può contribuire a ridurre le infiammazioni croniche nel corpo. Possono anche favorire la produzione di citochine antinfiammatorie.

**Meccanismi epigenetici**

I meccanismi epigenetici influenzano l'espressione genica senza modificare la sequenza del DNA. I polifenoli possono indurre cambiamenti epigenetici che influenzano l'attività dei geni coinvolti nelle reazioni infiammatorie. Ciò può avere effetti a lungo termine sulla regolazione dell'infiammazione.

**Percorso di segnalazione NF-κB**

Il percorso di segnalazione NF-κB è un'importante via di trasduzione del segnale coinvolta nella regolazione delle reazioni infiammatorie. I polifenoli possono modulare questa via e influenzare l'espressione dei geni pro-infiammatori.

## Fitochimici Antinfiammatori

Confronto del contenuto di fitochimici antinfiammatori in piante selezionate.

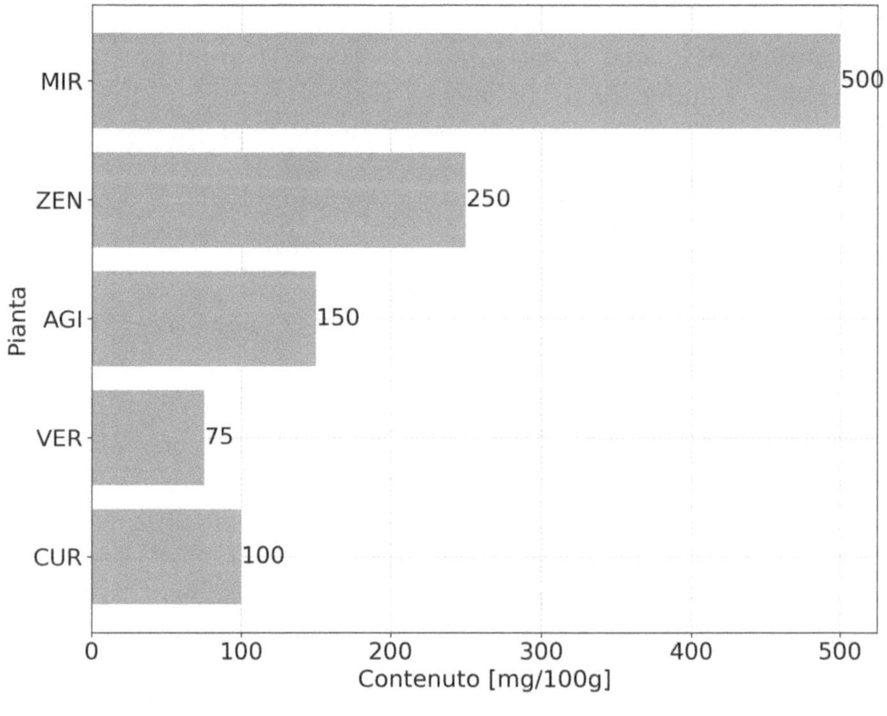


AGI: Aglio
MIR: Mirtilli
ZEN: Zenzero
CUR: Curcuma
VER: Tè Verde

Il grafico evidenzia la variazione del potenziale antinfiammatorio tra diverse fonti vegetali. Valori più elevati suggeriscono una maggiore concentrazione di questi composti benefici, potenzialmente con effetti antinfiammatori più significativi. La scelta di piante con valori più elevati potrebbe contribuire a una dieta volta a gestire l'infiammazione.

## Acidi grassi essenziali

Gli acidi grassi insaturi, in particolare Omega-3 e Omega-6, influenzano in modo significativo i processi infiammatori nel corpo. Non agiscono in modo uniforme, ma sviluppano effetti diversi. Gli acidi grassi Omega-3, presenti in abbondanza nel pesce grasso come salmone, sgombro e aringhe, hanno un effetto antinfiammatorio. Riducendo l'attività delle sostanze messaggere e degli enzimi che contribuiscono ai danni articolari [s14] [s15]. Gli acidi grassi Omega-6, presenti in molti oli vegetali, possono avere effetti sia pro-infiammatori che anti-infiammatori [s16]. Il rapporto tra i due acidi grassi è decisivo: un eccesso di Omega-6 rispetto all'Omega-3, come spesso si verifica nella dieta occidentale, può favorire le infiammazioni [s17]. È quindi auspicabile un apporto equilibrato di entrambi gli acidi grassi. Ad esempio, l'integrazione mirata di olio di semi di lino o semi di chia, ricchi di Omega-3, può spostare il rapporto a favore dei processi antinfiammatori. Gli acidi grassi Omega-3 possono anche promuovere la conversione di COX in Prostaglandina E3, che inibisce le prostaglandine infiammatorie [s15]. Studi dimostrano che gli acidi grassi Omega-3 possono ridurre il dolore e la sensibilità articolare e avere persino un effetto protettivo sulla comparsa dell'artrite reumatoide [s18] [s16]. Un apporto adeguato di questi acidi grassi può quindi influenzare positivamente l'attività infiammatoria nelle malattie reumatiche.

*Semi di chia* [i5]

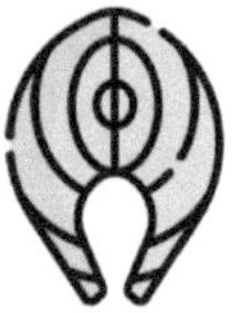

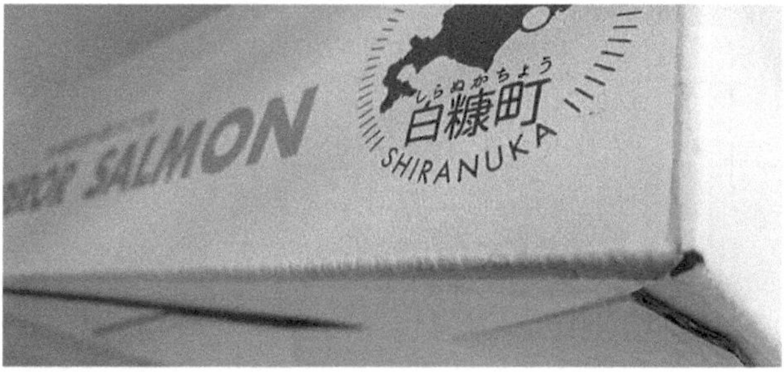


*Salmone* [i6]

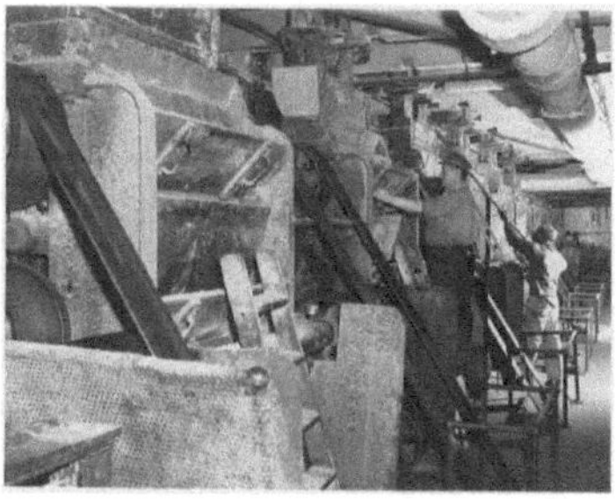

*Olio di semi di lino* [i7]

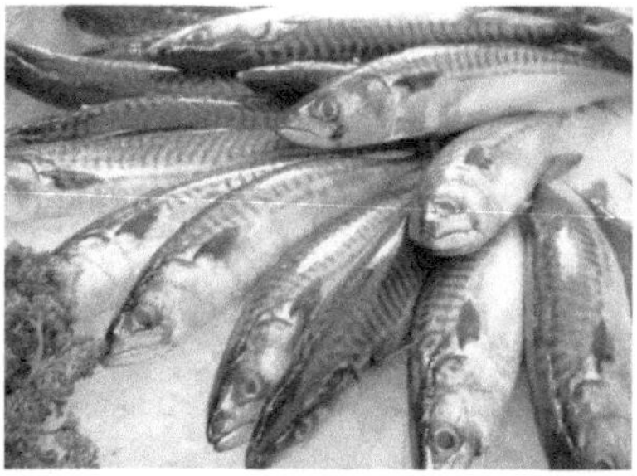

*Sgombro* [i8]

## Rapporto Omega-6 e Omega-3 negli alimenti comuni

Impatto sull'infiammazione

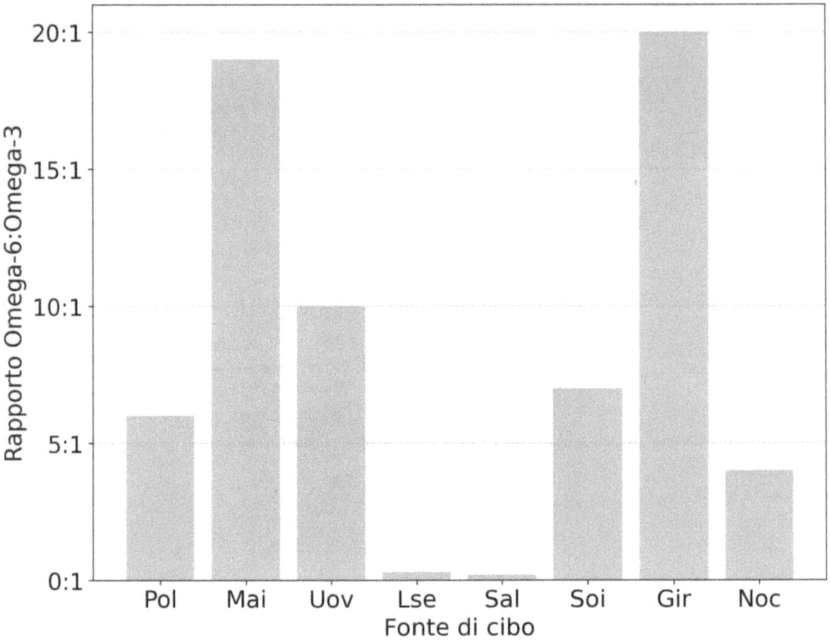


Gir: Olio di Girasole

Mai: Olio di Mais

Pol: Pollo

Soi: Olio di Soia

Lse: Olio di Semi di Lino

Noc: Noci

Sal: Salmone

Uov: Uova

Questo grafico evidenzia la significativa variazione dei rapporti tra omega-6 e omega-3 in diversi gruppi di alimenti. Un rapporto più basso è generalmente considerato più desiderabile per la gestione dell'infiammazione, poiché un'eccessiva assunzione di omega-6 può essere pro-infiammatoria. Notare come alimenti come il salmone e i semi di lino offrano un equilibrio benefico, mentre altri come l'olio di mais e l'olio di girasole mostrano un rapporto molto più elevato, contribuendo potenzialmente all'infiammazione se consumati in grandi quantità. La scelta di alimenti con rapporti più bassi è importante per supportare strategie dietetiche antinfiammatorie.

## Vitamine e minerali

I micronutrienti, tra cui vitamine e minerali, sono essenziali per diverse funzioni corporee, inclusa la risposta immunitaria. Una carenza può indebolire le difese immunitarie e favorire le infiammazioni, il che può essere problematico in caso di malattie reumatiche [s19]. Le vitamine rilevanti per il sistema immunitario includono la vitamina A, il complesso vitaminico B (B1, B2, B3, B5, B6, B7, B9 e B12), la vitamina C, D ed E. I minerali importanti includono zinco, ferro, selenio e magnesio [s19]. Il selenio, ad esempio, influisce sull'attività delle cellule natural killer e dei linfociti T, modulando così la risposta immunitaria [s19]. Oltre al loro ruolo nel sistema immunitario, alcuni micronutrienti possono anche agire direttamente sui processi infiammatori. La vitamina D, ad esempio, possiede proprietà immunomodulanti e potrebbe influenzare il decorso dell'artrite reumatoide, sebbene i meccanismi esatti richiedano ulteriori ricerche [s20]. Antiossidanti come la vitamina C, E, zinco e selenio possono contrastare lo stress ossidativo nei soggetti colpiti, sebbene gli studi mostrino risultati variabili [s20]. Oltre alle vitamine e ai minerali menzionati, ci sono altri micronutrienti che possono svolgere un ruolo nelle malattie articolari. Il glucosamina e il condroitinsolfato, componenti importanti della cartilagine e del liquido

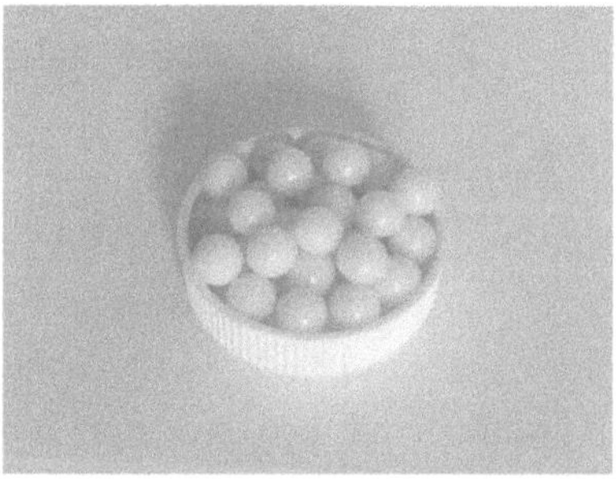

*Vitamina A* [i9]

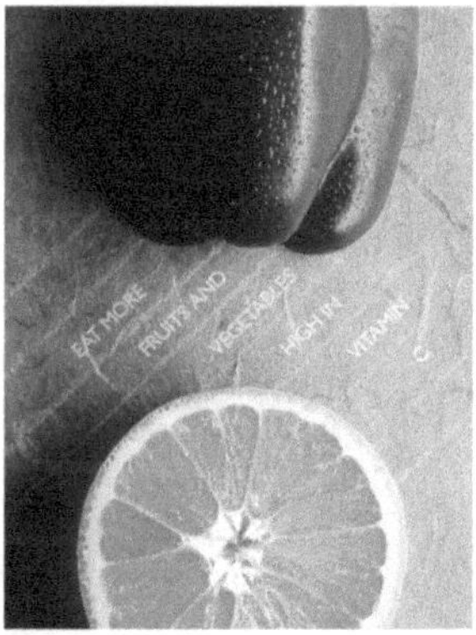


*Vitamina C* [i10]

articolare, favoriscono la formazione di acido ialuronico e proteoglicani, che sono cruciali per la struttura e la funzione della cartilagine [s21]. Un apporto mirato di questi nutrienti può alleviare i sintomi dell'osteoartrite e rallentare la progressione della malattia [s21]. Il curcumina, il principio attivo della curcuma, mostra effetti positivi su dolore e funzione articolare nell'osteoartrite del ginocchio [s22]. Al contrario, non è stata riscontrata un miglioramento significativo dei sintomi dell'osteoartrite per la vitamina E [s22]. Anche le miscele di erbe possono ridurre la rigidità articolare, ma non hanno un'influenza significativa sul dolore o sulla funzione articolare generale [s22]. Una mediterrane_ernaehrungsweise, ricca di acidi grassi insaturi e antiossidanti, può ridurre le infiammazioni e migliorare la qualità della vita delle persone con artrite reumatoide [s23]. Anche i probiotici possono ridurre l'attività infiammatoria nell'artrite reumatoide normalizzando la flora intestinale e migliorando il benessere generale [s23]. Chi integra la propria dieta con alimenti come pesce grasso (ricco di acidi grassi omega-3), frutta, verdura e noci (ricche di antiossidanti) supporta l'apporto di nutrienti e può beneficiare degli effetti positivi sui processi infiammatori.

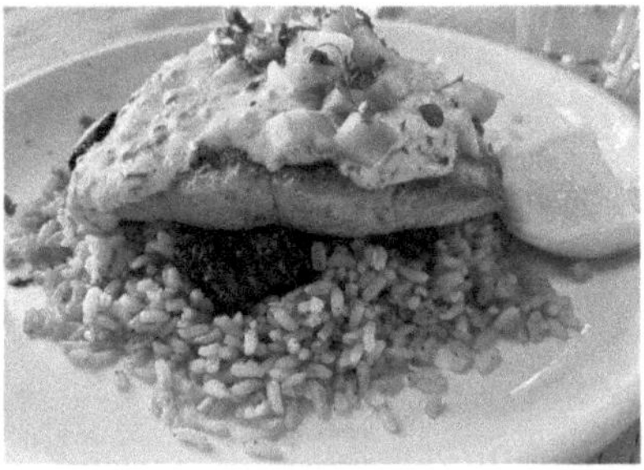

*Zinco* [i11]

## Utile sapere

**Complesso vitaminico B**

Il complesso vitaminico B comprende diverse vitamine importanti per il metabolismo energetico e la funzione del sistema nervoso. Alcune vitamine B svolgono anche un ruolo nella regolazione della risposta immunitaria e possono influenzare le infiammazioni. In caso di malattie reumatiche, un'adeguata assunzione di vitamine B può alleviare i sintomi.

**Stress ossidativo**

Lo stress ossidativo si verifica a causa di uno squilibrio tra radicali liberi e antiossidanti nel corpo. I radicali liberi sono molecole aggressive che possono danneggiare le cellule e favorire le infiammazioni. Nelle malattie reumatiche, lo stress ossidativo può aggravare i sintomi.

**Immunomodulanti**

Le sostanze immunomodulanti influenzano l'attività del sistema immunitario. Possono potenziare o attenuare la risposta immunitaria e così regolare le infiammazioni. Alcuni nutrienti, come la vitamina D, hanno proprietà immunomodulanti e possono essere utilizzati nelle malattie reumatiche.

## Nutrienti Antinfiammatori

Focus sui nutrienti per diete antinfiammatorie

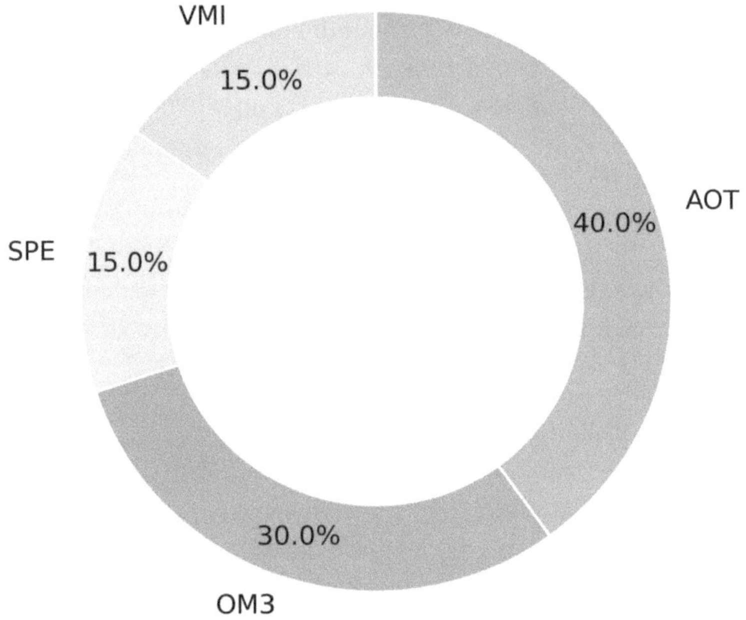


AOT: Antiossidanti (Vit. A, C, E)

OM3: Acidi Grassi Omega-3

SPE: Spezie Antinfiammatorie

VMI: Altre Vitamine e Minerali

Questo grafico evidenzia le aree di interesse consigliate all'interno di una dieta antinfiammatoria. Una parte significativa enfatizza cibi integrali ricchi di antiossidanti (Vitamine A, C, E), acidi grassi omega-3 e spezie con proprietà antinfiammatorie (come curcuma e zenzero). Le porzioni più piccole rappresentano i ruoli di supporto di altre vitamine e minerali che contribuiscono alla salute generale e alla funzione immunitaria. Sottolinea l'importanza di un approccio equilibrato, piuttosto che concentrarsi su un singolo nutriente.

**Consigli concreti**

- Bevete ogni giorno una tazza di latte dorato con curcuma, pepe e un po' di grasso (ad esempio, latte di mandorle) per migliorare l'assorbimento della curcumina.
- Combinate alimenti antinfiammatori, ad esempio salmone con broccoli e un condimento speziato.
- Puntate sulla potenza delle bacche: integrate quotidianamente mirtilli, lamponi o fragole nella vostra dieta – come spuntino, nel muesli o come dessert.
- Scoprite la varietà dei cavoli: preparate regolarmente piatti con cavolo riccio, cavolo rosso, cavolfiore o broccoli.
- Sostituite l'aceto tradizionale con aceto di mele per beneficiare delle sue proprietà positive.
- Fate germogliare legumi o cereali da soli per aumentare la loro densità nutrizionale e biodisponibilità.
- Sfruttate le proprietà antinfiammatorie dei funghi e integrate diverse varietà come shiitake o champignon nei vostri pasti.
- Utilizzate sempre succo di limone o lime fresco nella cottura per aumentare l'apporto di vitamina C e migliorare l'assorbimento del ferro dagli alimenti vegetali.
- Arricchite la vostra dieta con noci e semi, ricchi di acidi grassi omega-3, vitamina E e altri importanti micronutrienti.
- Bevete tè verde per beneficiare del suo effetto antiossidante e antinfiammatorio.
- Preparate i vostri antipasti, marinando verdure come peperoni, zucchine o melanzane in olio d'oliva e arricchendole con erbe e spezie.

## 1. 3 Processi infiammatori correlati all'alimentazione

I processi infiammatori legati all'alimentazione giocano un ruolo decisivo nelle malattie reumatiche. Le infiammazioni silenziose danneggiano inavvertitamente tessuti e organi, favorite da una dieta sfavorevole e intolleranze alimentari. Lo stress ossidativo, causato da un eccesso di radicali liberi, intensifica ulteriormente questi processi. Una corretta alimentazione può influenzare questi fattori e offre quindi un punto di partenza per il sollievo. Scoprite in questo capitolo come una dieta mirata possa ridurre i processi infiammatori e influenzare positivamente la vostra salute.

*I processi infiammatori legati all'alimentazione sono influenzati da un complesso interplay di vari fattori, tra cui la dieta, la salute intestinale, le intolleranze alimentari e lo stress ossidativo. Pertanto, un approccio olistico e un cambiamento dello stile di vita mirato, che comprenda alimentazione, movimento e gestione dello stress, sono fondamentali per la prevenzione e il sollievo.*

## Infiammazioni silenti nel corpo

Le infiammazioni silenti si sviluppano spesso nel corpo senza essere notate, senza i tipici segni di un'infiammazione acuta come arrossamento, gonfiore o dolore. Tuttavia, danneggiano a lungo termine i tessuti e gli organi e favoriscono malattie croniche come problemi cardiovascolari, diabete di tipo 2 o artrite reumatoide [s24] [s25]. Un aumento del valore di CRP nel sangue può indicare questi processi infiammatori silenti [s25]. Ad esempio, un valore costantemente elevato di CRP ad alta sensibilità (hs-CRP) può segnalare un rischio aumentato di malattie cardiovascolari. Le cause di queste infiammazioni sono molteplici: una dieta ricca di alimenti trasformati, acidi grassi saturi, grassi trans e zucchero raffinato fornisce al corpo mattoni per sostanze chimiche pro-infiammatorie [s24] [s26]. Allo stesso tempo, mancano nutrienti antinfiammatori come fibre, acidi grassi insaturi e polifenoli provenienti da frutta, verdura, noci e oli vegetali [s24] [s26]. Un ulteriore fattore è la composizione della flora intestinale (microbiota) [s26] [s27]. Una flora intestinale squilibrata (disbiosi) può aumentare l'attività infiammatoria nel corpo. La dieta occidentale, povera di fibre e ricca di alimenti trasformati, favorisce tale disbiosi [s26] [s27]. Al contrario, la dieta mediterranea, ricca di frutta, verdura e olio d'oliva, supporta una flora intestinale sana e agisce quindi come antinfiammatorio [s26]. Anche il sovrappeso, in particolare grasso viscerale, favorisce le infiammazioni silenti, poiché le cellule adipose rilasciano sostanze chimiche pro-infiammatorie (citochine) [s28] [s29] [s25]. Queste citochine, come TNF-α e IL-6, attivano vie di segnalazione che possono portare a resistenza all'insulina e, infine, a diabete di tipo 2 [s29]. Lo stress cronico amplifica ulteriormente questi processi [s30]. Per contrastare le infiammazioni silenti, è consigliabile un cambiamento della dieta verso alimenti integrali e ricchi di fibre con acidi grassi insaturi e polifenoli. Integrare regolarmente alimenti probiotici come yogurt o verdure fermentate nel proprio piano alimentare per supportare la salute intestinale [s26]. Inoltre, l'esercizio fisico regolare e la riduzione del peso possono aiutare a ridurre i valori infiammatori nel corpo [s28] [s31] [s25].

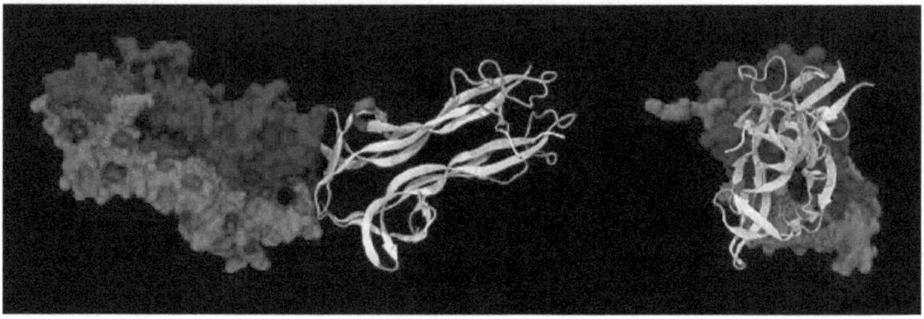

*citochina* [i12]

## Utile sapere

**Alimenti probiotici**

Gli alimenti probiotici contengono microrganismi vivi che possono influenzare positivamente la flora intestinale e promuovere la salute. Esempi includono yogurt, kefir, crauti e kimchi.

**Grassi trans**

I grassi trans sono acidi grassi insaturi che si formano attraverso la lavorazione industriale, ad esempio durante l'indurimento degli oli vegetali. Hanno un effetto negativo sui livelli di colesterolo e favoriscono le infiammazioni nel corpo, aumentando il rischio di malattie cardiovascolari.

**Grasso viscerale**

Il grasso viscerale è il tessuto adiposo che si accumula nella cavità addominale attorno agli organi interni. È particolarmente attivo dal punto di vista metabolico e rilascia sostanze chimiche pro-infiammatorie che aumentano il rischio di malattie croniche.

**hs-CRP**

La proteina C-reattiva ad alta sensibilità è una misurazione speciale del CRP che può rilevare anche basse concentrazioni nel sangue. Consente una valutazione più accurata del rischio di malattie cardiovascolari, in particolare per le persone a rischio basso o moderato.

## Effetto della dieta antinfiammatoria sui marcatori dell'infiammazione

Illustra l'impatto teorico di una dieta antinfiammatoria sui marcatori infiammatori nel tempo.

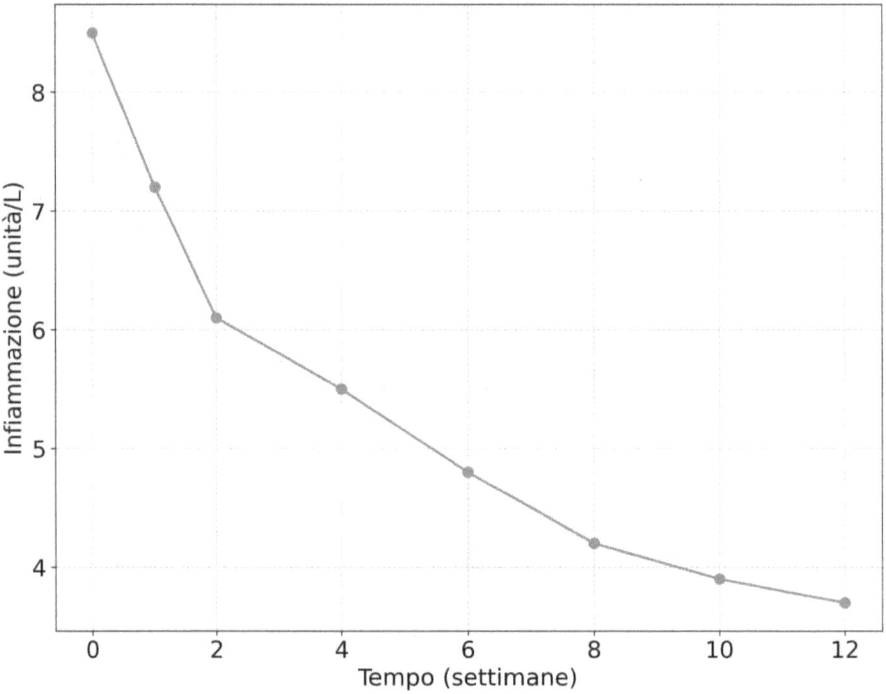


Il grafico mostra una generale diminuzione dei livelli dei marcatori infiammatori dopo l'introduzione di una dieta antinfiammatoria. Il calo iniziale è più pronunciato, seguito da un graduale declino verso una linea di base più bassa, suggerendo benefici a lungo termine dei cambiamenti nella dieta.

## Intolleranze alimentari

Le intolleranze alimentari rappresentano un fattore rilevante nelle malattie reumatiche, poiché possono intensificare i processi infiammatori esistenti e aggravare i sintomi [s32]. A differenza di un'allergia, che provoca una reazione immediata del sistema immunitario a un determinato alimento, le intolleranze si basano su una digestione compromessa o una reazione anomala del corpo, senza che il sistema immunitario sia coinvolto nel senso classico. I sintomi di un'intolleranza sono vari e spaziano da disturbi gastrointestinali come gonfiore, diarrea o stitichezza a mal di testa, eruzioni cutanee o dolori articolari. Poiché questi sintomi sono aspecifici e possono manifestarsi anche in altre malattie, l'identificazione degli alimenti scatenanti è spesso difficile. Un modo per rivelare le intolleranze alimentari è la dieta di eliminazione [s32]. In questo caso, gli alimenti potenzialmente intolleranti vengono rimossi dal piano alimentare per un certo periodo e successivamente reintrodotti gradualmente, per osservare la reazione del corpo. In questo modo si può determinare quali alimenti scatenano i disturbi. Oltre alle note intolleranze al lattosio, fruttosio o glutine, stanno guadagnando attenzione anche gli effetti degli alimenti industrialmente lavorati e dei

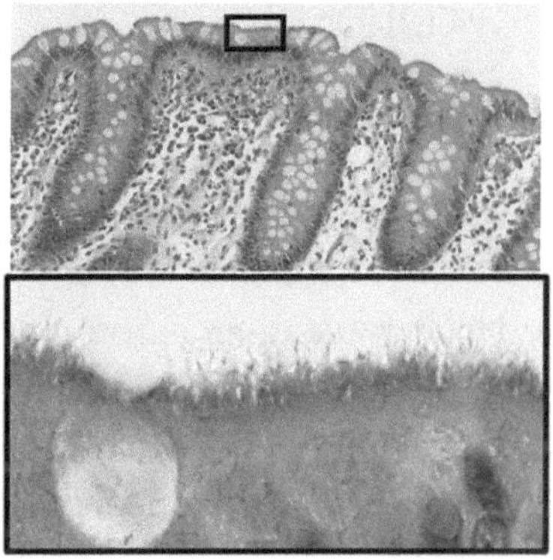

*mucosa intestinale* [i13]

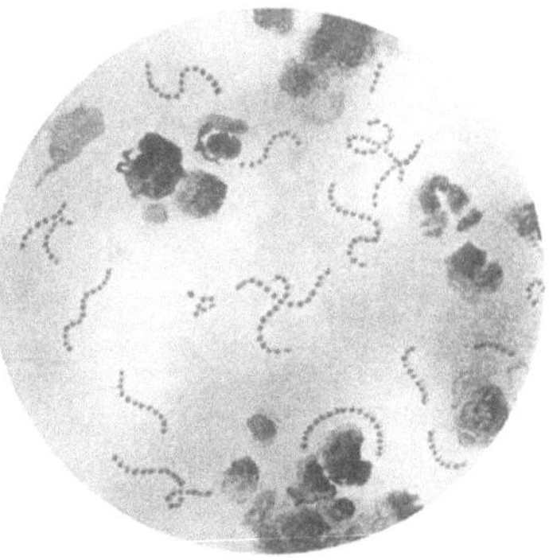

*Mimicry molecolare* [i14]

loro additivi sulla salute intestinale [s33]. Queste sostanze possono aumentare la permeabilità della mucosa intestinale e portare a quello che viene definito "sindrome dell'intestino permeabile" [s33]. Di conseguenza, componenti alimentari che normalmente rimangono nell'intestino possono entrare nel flusso sanguigno e scatenare reazioni infiammatorie, che a loro volta possono aggravare i disturbi reumatici. L'aumentata permeabilità della barriera intestinale favorisce anche l'ingresso di patogeni e può provocare reazioni autoimmuni attraverso mimicry molecolare, ovvero la somiglianza tra componenti alimentari e strutture corporee [s33]. Pertanto, un cambiamento nella dieta, che si basa su alimenti freschi e non lavorati e evita per quanto possibile gli additivi industriali, può contribuire a migliorare la salute intestinale e ridurre l'attività infiammatoria nel corpo [s33]. Ad esempio, sostituire i prodotti pronti con pasti preparati in casa a base di ingredienti integrali può già avere un effetto positivo sulla salute intestinale e sul benessere generale.

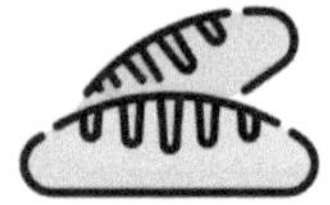

**Intolleranze Alimentari Comuni nelle Malattie Reumatiche**

Prevalenza di intolleranze alimentari che potenzialmente esacerbano l'infiammazione nelle malattie reumatiche.

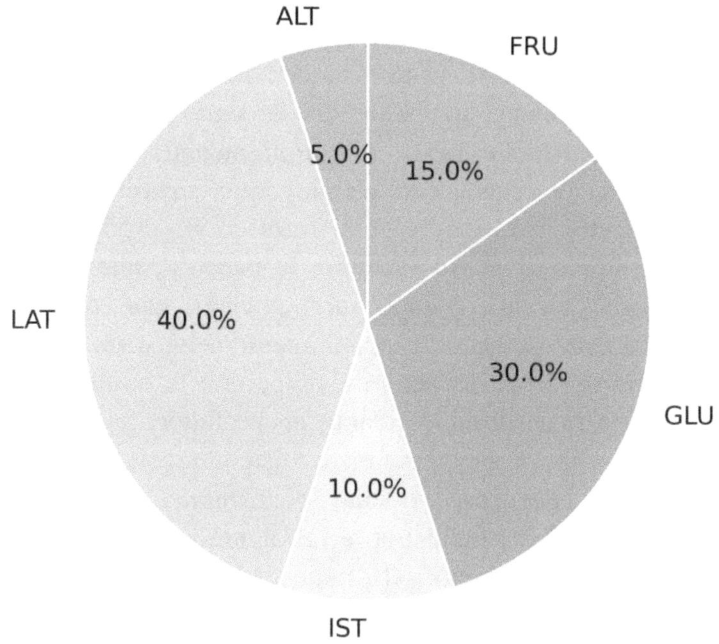


ALT: Altre Intolleranze

FRU: Intolleranza al Fruttosio

GLU: Sensibilità al Glutine

IST: Intolleranza all'Istamina

LAT: Intolleranza al Lattosio

L'intolleranza al lattosio sembra essere la più prevalente, seguita dalla sensibilità al glutine. L'intolleranza al fruttosio, sebbene meno comune delle altre due, è ancora un fattore significativo da considerare. L'intolleranza all'istamina e altre intolleranze meno comuni rappresentano collettivamente una porzione minore, ma comunque rilevante, dei problemi legati al cibo segnalati in questo contesto. Questi risultati evidenziano l'importanza di considerare le intolleranze alimentari nella gestione delle condizioni reumatiche infiammatorie. Gli adattamenti dietetici basati su queste intolleranze potrebbero potenzialmente contribuire alla gestione dei sintomi.

## Stress Ossidativo

Il stress ossidativo si verifica a causa di uno squilibrio tra la produzione di radicali liberi e la capacità del corpo di neutralizzarli. I radicali liberi sono molecole altamente reattive che si formano durante i processi metabolici e possono danneggiare le cellule [s34]. Questo processo è associato alla comparsa di infiammazioni e danni ai tessuti, che giocano un ruolo importante nelle malattie reumatiche [s34]. Gli antiossidanti, presenti in molti alimenti vegetali, proteggono le cellule dallo stress ossidativo. Una dieta ricca di frutta, verdura e legumi fornisce al corpo una varietà di queste sostanze protettive. Ad esempio, le bacche come i mirtilli e le more contengono elevate quantità di antociani, che agiscono come potenti antiossidanti. Integrando tali alimenti nella dieta quotidiana, è possibile ridurre lo stress ossidativo e supportare la salute delle cellule. Oltre a una dieta ricca di antiossidanti, anche fattori legati allo stile di vita, come l'esercizio fisico regolare e un sonno adeguato, possono contribuire a minimizzare lo stress ossidativo e rafforzare i meccanismi di difesa del corpo. Il fumo, al contrario, aumenta la formazione di radicali liberi e dovrebbe quindi essere evitato. Uno stile di vita equilibrato, con una dieta sana, esercizio regolare e sonno sufficiente, può quindi contribuire a ridurre lo stress ossidativo e abbassare il rischio di malattie reumatiche.

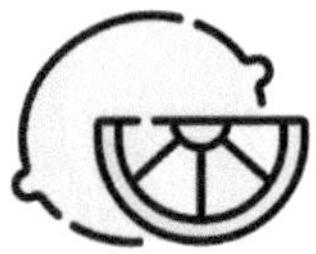

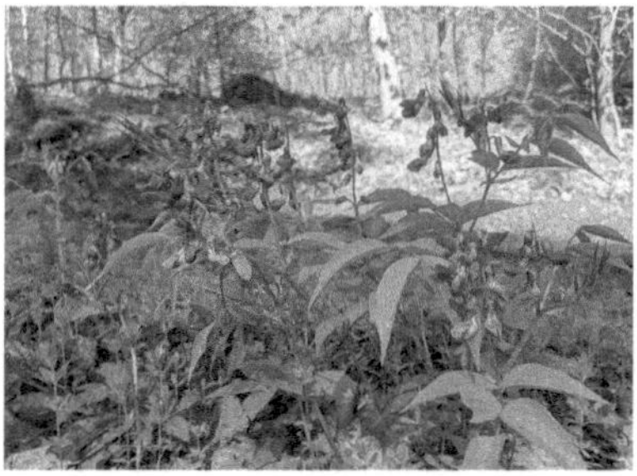

*Antocianina* [i15]

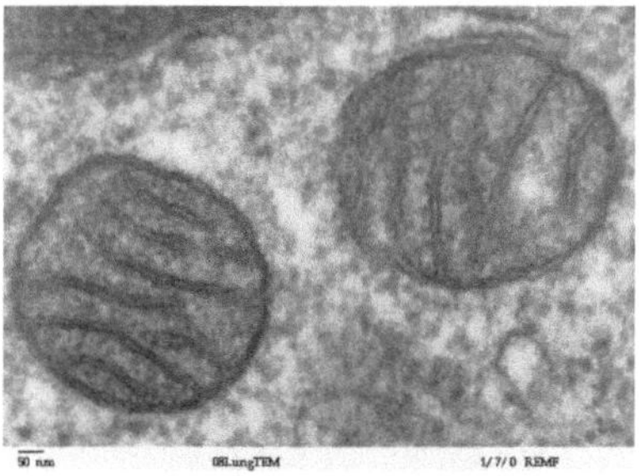


*mitocondrio* [i16]

## Utile sapere

**Antociani**

Gli antociani appartengono ai flavonoidi e sono potenti antiossidanti presenti in molti tipi di frutta e verdura, in particolare nelle bacche. Possono aiutare a ridurre le infiammazioni e quindi alleviare i sintomi delle malattie reumatiche.

**Antiossidanti**

Gli antiossidanti sono sostanze che proteggono le cellule dai danni causati dai radicali liberi. Svolgono un ruolo importante nella lotta contro lo stress ossidativo e possono contribuire a ridurre le infiammazioni nel corpo, il che può essere particolarmente vantaggioso per le persone con malattie reumatiche.

**Radicali Liberi**

I radicali liberi sono molecole instabili che possono attaccare le cellule sane e promuovere l'infiammazione. Una dieta ricca di antiossidanti può contribuire a minimizzare gli effetti dannosi dei radicali liberi e quindi ridurre l'attività infiammatoria nelle malattie reumatiche.

**Stress Ossidativo**

Nelle malattie reumatiche, lo stress ossidativo può intensificare i processi infiammatori e contribuire ai danni articolari. Una dieta ricca di antiossidanti può aiutare a ridurre questo processo dannoso.

**Impatto della Dieta su Stress Ossidativo e Infiammazione**

Correlazione tra fattori dietetici, stress ossidativo e infiammazione nelle malattie reumatiche.

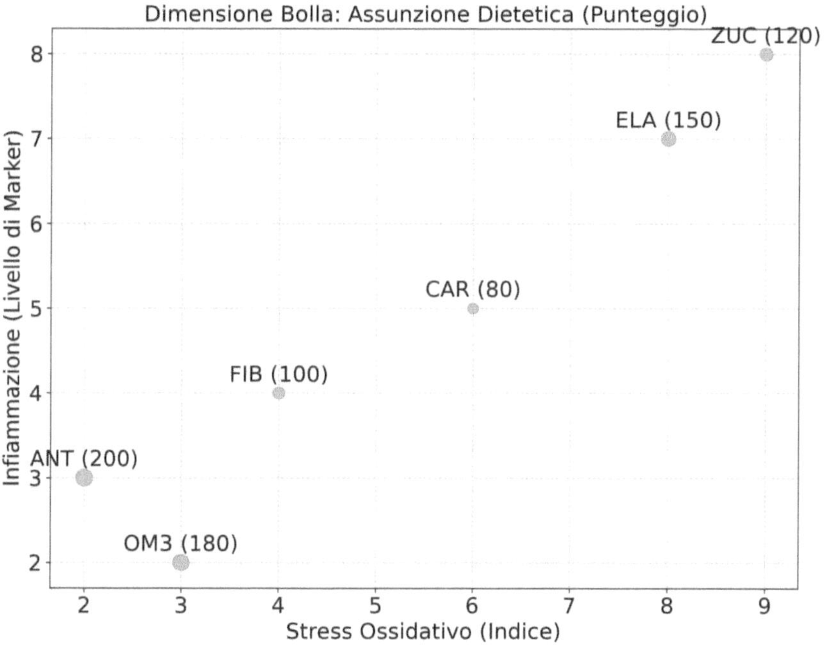


Blasengröße: Assunzione Dietetica (Punteggio)

ANT: Antiossidanti

CAR: Carne Rossa

ELA: Alimenti Elaborati

FIB: Fibre

OM3: Grassi Omega-3

ZUC: Zucchero

Questo grafico suggerisce una forte correlazione tra alcuni fattori dietetici e sia lo stress ossidativo che i marcatori infiammatori. L'elevato consumo di alimenti trasformati e zucchero è correlato ad un aumento dell'infiammazione e dello stress ossidativo, il che può esacerbare i sintomi delle malattie reumatiche. Al contrario, le diete ricche di antiossidanti e acidi grassi omega-3 sembrano mitigare l'infiammazione e lo stress ossidativo, indicando il loro potenziale ruolo protettivo. Concentrarsi su questi fattori dietetici potrebbe essere un elemento chiave nella gestione delle condizioni reumatiche.

**Consigli concreti**

- Utilizzate per i vostri condimenti per insalata, oltre all'olio, anche succo di melograno fresco – fornisce preziosi polifenoli.
- Sostituite gradualmente i prodotti lattiero-caseari con latte di mandorla, cocco o avena, per ridurre l'influenza dei grassi animali.
- Bevete al mattino un bicchiere di acqua tiepida con il succo di mezzo limone, per supportare il fegato.
- Preparate il brodo vegetale da soli e utilizzatelo come base per zuppe e salse.
- Mangiate pesce grasso almeno una volta alla settimana, come salmone, sgombro o aringa.
- Variegate le vostre fonti di proteine e provate, oltre al pesce e ai legumi, anche tofu o tempeh.
- Fate attenzione a un'adeguata assunzione di vitamina D, sia attraverso la luce solare che selezionando specifici alimenti.
- Scoprite la varietà delle erbe e utilizzatele generosamente nei vostri piatti.
- Incorporate regolarmente semi di lino nella vostra dieta, ad esempio nel muesli o nello yogurt.
- Imparate a riconoscere i segnali di sazietà e smettete di mangiare prima di sentirvi sgradevolmente pieni.
- Create un'atmosfera rilassata durante i pasti, per influenzare positivamente la digestione.

## Revisione - 1. Fondamenti della dieta antireumatica

Una dieta antireumatica non è un concetto rigido, ma un percorso individuale per influenzare positivamente la propria salute. Si basa sulla comprensione che l'alimentazione può sia promuovere che inibire i processi infiammatori nel corpo. Le malattie reumatiche sono spesso associate a un metabolismo alterato, a una maggiore predisposizione all'infiammazione e a una flora intestinale compromessa. Attraverso una selezione mirata degli alimenti, è possibile contrastare questi processi e alleviare i propri disturbi. L'accento è posto su un'alimentazione integrale, il più possibile naturale, ricca di nutrienti antinfiammatori e antiossidanti.

In concreto, ciò significa arricchire il proprio piano alimentare con abbondanza di frutta, verdura e legumi. Prestate attenzione a una varietà colorata, per beneficiare della vasta gamma di composti vegetali secondari come flavonoidi e carotenoidi. Inoltre, integrate regolarmente alimenti ricchi di omega-3 come pesce grasso (salmone, sgombro, aringhe), olio di semi di lino o semi di chia. Spezie come curcuma, zenzero e cannella non solo conferiscono aroma ai vostri piatti, ma hanno anche effetti antinfiammatori. I cereali integrali ricchi di fibre favoriscono una flora intestinale sana, che a sua volta riduce l'attività infiammatoria nel corpo. Evitate invece alimenti pro-infiammatori come carne rossa e lavorata, carboidrati raffinati, zucchero e grassi trans. Assicuratevi anche di avere un'adeguata assunzione di vitamine e minerali, essenziali per un sistema immunitario forte.

L'implementazione di una dieta antireumatica può comportare sfide nella vita quotidiana. All'inizio, può sembrare difficile cambiare le vecchie abitudini e integrare nuovi alimenti nel piano alimentare. Pertanto, iniziate gradualmente e ponetevi obiettivi realistici. Ad esempio, sostituite inizialmente le bevande zuccherate con acqua o tè non zuccherato e aumentate lentamente la quantità di verdura nei vostri pasti. Sperimentate con nuove ricette e scoprite la varietà della cucina antinfiammatoria. Se soffrite di intolleranze alimentari, una dieta di eliminazione sotto la supervisione di un medico o di un nutrizionista può aiutare a identificare gli alimenti scatenanti. Non esitate a chiedere supporto professionale per adattare al meglio la vostra alimentazione alle vostre esigenze individuali.

Una dieta antireumatica è più di una semplice dieta: è un investimento nella vostra salute e nel vostro benessere. Può aiutarvi a ridurre l'infiammazione, alleviare il dolore e migliorare la vostra qualità della vita. Anche se il cambiamento richiede tempo e pazienza, sentirete gli effetti positivi a lungo termine. Rimanete motivati e ricordate: ogni passo verso un'alimentazione più sana è un passo verso un maggiore benessere.

# 2. Concetti nutrizionali specifici per malattia

Possiamo influenzare positivamente il decorso delle malattie reumatiche attraverso un'alimentazione mirata? La ricerca degli ultimi anni mostra chiare correlazioni tra alimenti e processi infiammatori nel corpo. Mentre alcuni alimenti possono aggravare i disturbi, altri hanno dimostrato di avere effetti antinfiammatori e analgesici. Questo capitolo esplora concetti nutrizionali basati su evidenze per diverse patologie reumatiche e le loro specifiche esigenze. Le strategie presentate consentono ai pazienti di supportare attivamente la loro terapia attraverso adattamenti alimentari mirati.

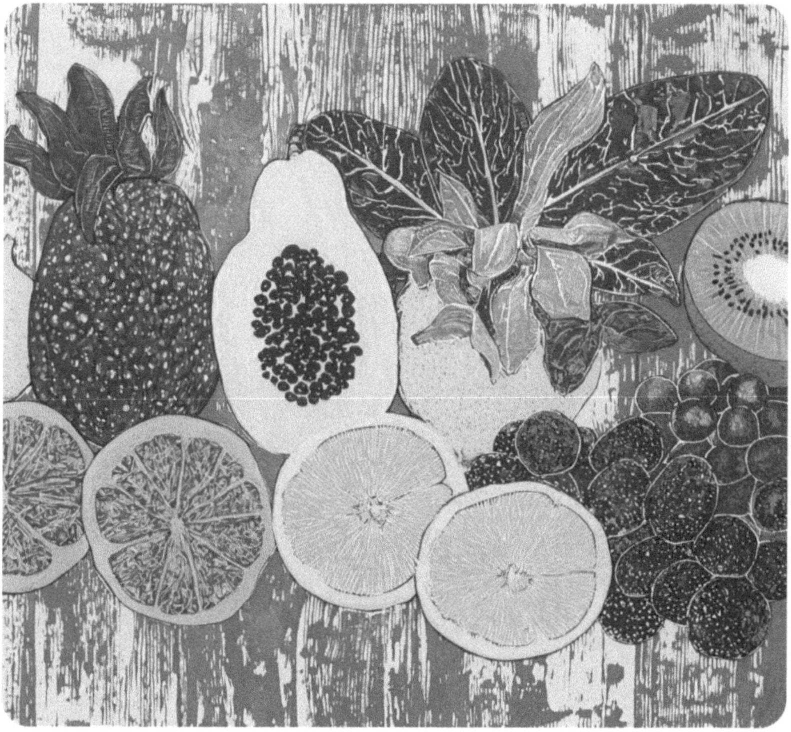

## 2. 1 Dieta per l'artrite reumatoide

L'artrite reumatoide è una malattia infiammatoria in cui l'alimentazione gioca un ruolo importante nella gestione della malattia. La scelta degli alimenti può sia promuovere che inibire le infiammazioni, influenzando così il decorso della malattia. Oltre alla composizione del piano alimentare, anche il ritmo dei pasti ha la sua importanza. Sia l'uso mirato di alimenti antinfiammatori che la riduzione di alimenti critici possono influenzare l'attività della malattia. La strategia alimentare ottimale per l'artrite reumatoide è individualmente diversa e richiede un'attenta riflessione sulle proprie abitudini alimentari. Continua a leggere per comprendere in dettaglio i legami tra alimentazione e artrite reumatoide e ricevere raccomandazioni pratiche per il tuo piano alimentare individuale.

*Per l'artrite reumatoide, è consigliata un'alimentazione antinfiammatoria ricca di acidi grassi omega-3, fibre, frutta, verdura, noci e spezie come curcuma e zenzero, combinata con un ritmo costante dei pasti e una riduzione di carne lavorata, zucchero, sale e, se necessario, glutine.*

## Alimenti antinfiammatori

Nell'artrite reumatoide, la dieta gioca un ruolo nella gestione delle infiammazioni. Acidi grassi insaturi, provenienti da fonti vegetali e animali, hanno un effetto positivo sull'attività della malattia [s35]. Gli acidi grassi fungono da mattoni per i mediatori lipidici, che regolano il ciclo infiammatorio e influenzano la reazione autoimmune [s36]. Gli acidi grassi omega-3, abbondanti nel pesce grasso come il salmone o lo sgombro, e una mediterrane_ernaehrungsweise ricca di olio d'oliva hanno effetti benefici sulla flora intestinale e possono inibire le infiammazioni [s37] [s35]. Alimenti ricchi di fibre come i cereali integrali, la frutta e la verdura favoriscono la formazione di kurzkettiger_fettsaeuren (SCFAs) nell'intestino, che hanno anch'essi un effetto antinfiammatorio [s35]. Spezie come curcuma, zenzero o cannella possono ridurre l'attività clinica dell'artrite reumatoide [s35]. Lo zinco, presente in alimenti come lenticchie, ceci o anacardi, supporta il sistema immunitario e ha un effetto antinfiammatorio, mentre il cadmio, che può accumularsi negli alimenti altamente trasformati, può essere pro-infiammatorio [s35]. Una dieta ricca di frutta, verdura, noci e acidi grassi insaturi può ridurre il rischio di artrite reumatoide [s38]. Al contrario, un elevato consumo di carne rossa e lavorata, così come di carboidrati raffinati e bevande zuccherate, è associato a un aumento del rischio di malattia [s38]. Un paziente con artrite reumatoide che modifica la propria dieta, integrando regolarmente pesce grasso e riducendo il consumo di carne lavorata, può contribuire attivamente a una dieta antinfiammatoria.

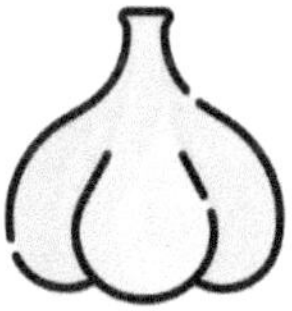

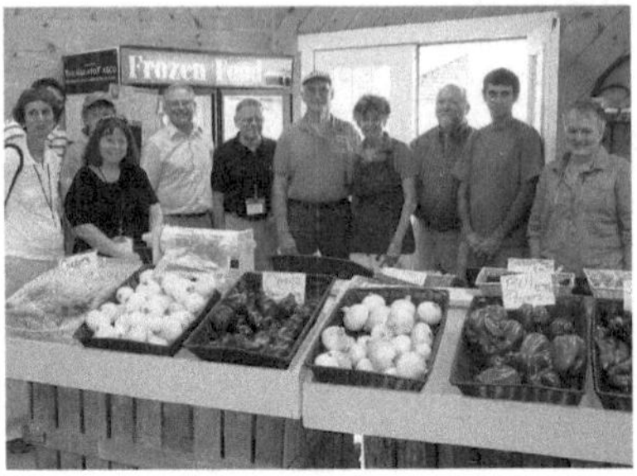

*Dieta mediterranea* [i17]

## Utile sapere

**Acidi grassi insaturi**

Gli acidi grassi insaturi, in particolare gli acidi grassi omega-3, possono contrastare i processi infiammatori e alleviare i sintomi dell'artrite reumatoide. Si trovano nel pesce grasso, nelle noci e negli oli vegetali.

**Cadmio**

Il cadmio è un metallo pesante che può essere presente negli alimenti altamente trasformati. Può promuovere l'infiammazione e aumentare il rischio di artrite reumatoide. Una dieta equilibrata con alimenti freschi e non trasformati minimizza l'assunzione di cadmio.

## Impatto del Cibo Antinfiammatorio

Efficacia degli alimenti antinfiammatori.

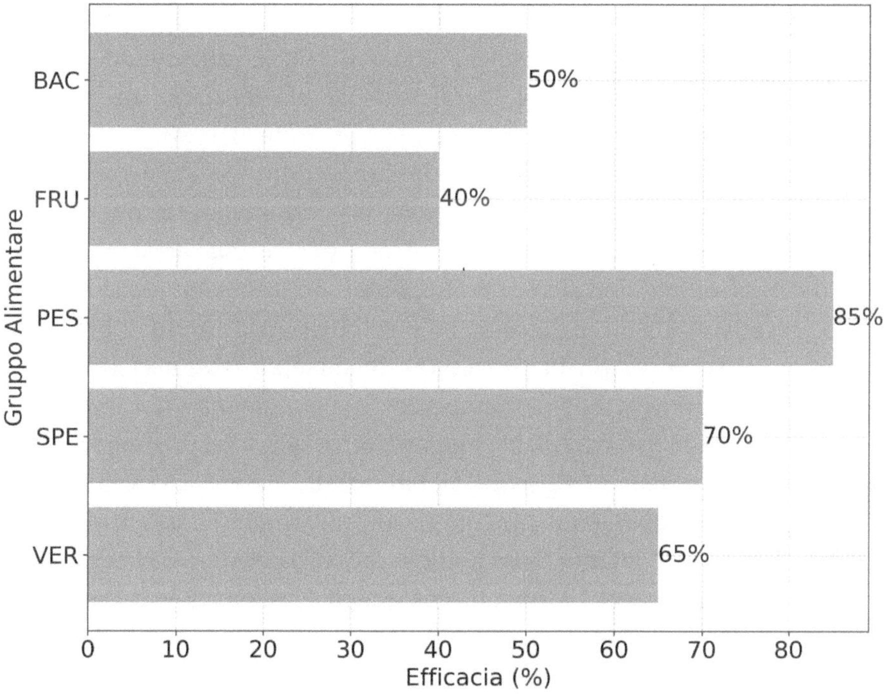


BAC: Bacche

FRU: Verdure a Foglia Verde

PES: Pesce Grasso

SPE: Spezie

VER: Noci e Semi

Il pesce grasso mostra il più alto potenziale effetto antinfiammatorio, seguito da verdure a foglia verde e bacche. Mentre spezie e noci offrono alcuni benefici, il loro impatto è relativamente inferiore. Questo suggerisce di dare priorità a pesce, verdure e bacche in una dieta antinfiammatoria.

## Alimenti critici

Gli alimenti possono influenzare il decorso dell'artrite reumatoide. Oltre agli effetti positivi già menzionati di alcuni nutrienti, ci sono anche cibi il cui consumo dovrebbe essere considerato critico in caso di malattia esistente. Un consumo eccessivo di sale può amplificare le conseguenze negative di altri fattori di rischio, come il fumo, aumentando così il rischio di artrite reumatoide [s39]. Anche il consumo di bevande zuccherate può, così come il sale in eccesso, influenzare negativamente la flora intestinale e promuovere infiammazioni nell'intestino [s40]. L'alcol mostra, a seconda della quantità consumata, effetti diversi. Mentre un consumo moderato di alcol può offrire una certa protezione contro lo sviluppo dell'artrite reumatoide, un consumo eccessivo ha effetti negativi sulla flora intestinale e sulla risposta immunitaria [s40]. Anche il consumo di tè, in particolare in quantità maggiori (quattro o più tazze al giorno), è stato associato a un aumento del rischio di artrite reumatoide [s41]. Anche alcuni tipi di verdure, tra cui patate e pomodori, potrebbero, secondo alcuni studi, essere associati a un rischio maggiore di malattia [s39]. I dati sui prodotti lattiero-caseari e il loro impatto sull'artrite reumatoide sono incoerenti e necessitano di ulteriori ricerche [s39]. Alimenti contenenti glutine rappresentano un ulteriore onere per alcuni pazienti, poiché il glutine può agire come antigene e influenzare la risposta immunitaria [s42]. Per identificare intolleranze individuali e il loro impatto sui sintomi della malattia, una eliminationsdiaet può essere utile. In questo caso, alimenti potenzialmente problematici vengono temporaneamente rimossi dalla dieta e reintrodotti dopo un certo periodo per osservare la reazione del corpo [s42] [s43]. Così, un paziente affetto da artrite reumatoide che consuma frequentemente pasta potrebbe provare a passare a alternative senza glutine per alcune settimane per verificare se i suoi sintomi cambiano. Inoltre, si può considerare una dieta ricca di fibre, poiché le fibre aumentano il

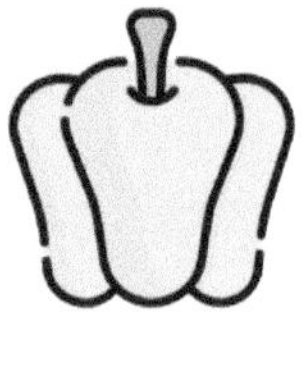

numero di cellule T regolatorie (Tregs) e influenzano positivamente il rapporto tra Th1 e cellule Th17, il che può avere un effetto potenzialmente antinfiammatorio e migliorare la qualità della vita e la funzione fisica [s44].

## Utile sapere

### Glutine

Il glutine è una proteina presente in molti cereali come grano, segale e orzo. Nelle persone con intolleranza al glutine o celiachia, il glutine può scatenare infiammazioni nell'intestino. Anche nell'artrite reumatoide si discute un legame tra consumo di glutine e riacutizzazioni della malattia.

### Antigene

Gli antigeni sono sostanze riconosciute dal sistema immunitario come estranee e possono scatenare una reazione immunitaria. In relazione all'artrite reumatoide, alcuni componenti alimentari possono agire come antigeni e amplificare le reazioni infiammatorie.

### Cellule T regolatorie (Tregs)

Le cellule T regolatorie (Tregs) sono un tipo speciale di cellule immunitarie che sopprimono l'attività di altre cellule immunitarie, regolando così le reazioni infiammatorie. Una dieta ricca di fibre può aumentare il numero di Tregs e avere un effetto positivo sul decorso dell'artrite reumatoide.

### Risposta immunitaria

La risposta immunitaria è la reazione del sistema immunitario a sostanze estranee o patogeni. Nell'artrite reumatoide, la risposta immunitaria è deviata e attacca i tessuti del corpo. La dieta può influenzare la risposta immunitaria e promuovere o inibire le infiammazioni.

## Potenziale infiammatorio degli alimenti comuni

Confronto dei punteggi infiammatori per vari gruppi di alimenti rilevanti per la gestione dell'AR.

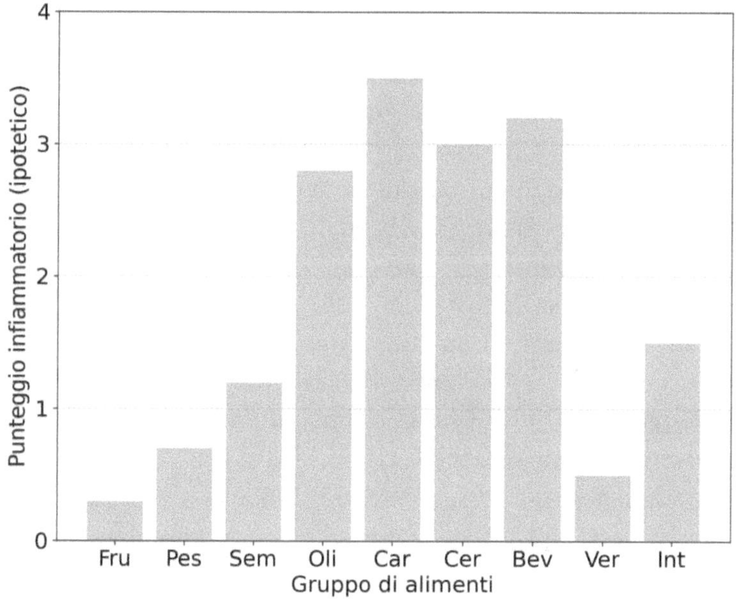


Bev: Bevande zuccherate

Car: Carne rossa

Cer: Cereali raffinati

Fru: Frutta

Int: Cereali integrali

Oli: Oli lavorati

Pes: Pesce

Sem: Semi/Noci

Ver: Verdure

Questo grafico evidenzia il potenziale infiammatorio relativo di diversi gruppi di alimenti. Carni lavorate, bevande zuccherate e cereali raffinati hanno punteggi elevati, suggerendo che potrebbero esacerbare i sintomi dell'AR. Al contrario, frutta, verdura e pesce mostrano punteggi bassi, indicando i loro potenziali benefici in una dieta antinfiammatoria per la gestione dell'AR. La scelta di alimenti con punteggi infiammatori più bassi può aiutare a ridurre l'infiammazione e migliorare i sintomi dell'AR.

## Ritmo dei pasti

Un ritmo costante dei pasti può essere rilevante per l'artrite reumatoide, poiché influisce sui processi fisiologici del corpo e contribuisce al controllo delle infiammazioni [s45]. Digiuno intermittente, una forma di assunzione alimentare ritmica, può migliorare l'efficienza cellulare e la qualità della vita riducendo le infiammazioni e lo stress ossidativo [s45]. Anche l'assunzione alimentare limitata nel tempo, in cui l'assunzione di cibo è ristretta a una specifica finestra temporale, può ottimizzare la sincronizzazione dei processi corporei e avere effetti positivi sulla salute [s45]. La distribuzione temporale dell'apporto calorico durante la giornata può anch'essa giocare un ruolo [s46]. Studi dimostrano che il consumo di carboidrati al mattino, rispetto allo stesso consumo alla sera, è associato a valori infiammatori più bassi, misurati tramite proteina C-reattiva [s46]. Chi consuma al mattino alimenti ricchi di carboidrati come pane integrale o fiocchi d'avena e riduce l'apporto di carboidrati durante la cena potrebbe influenzare le infiammazioni. Anche una generale riduzione calorica può rappresentare una strategia di trattamento a lungo termine per il dolore cronico [s45]. Ulteriori ricerche sono necessarie per esaminare la combinazione di diverse strategie alimentari con altre terapie per l'artrite reumatoide [s45].

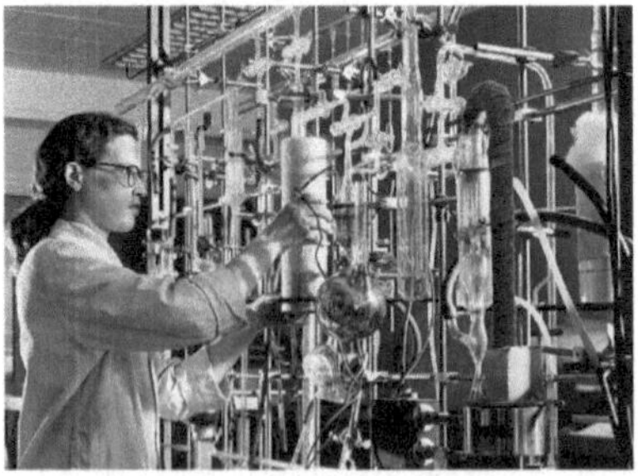

*Stress ossidativo* [i18]

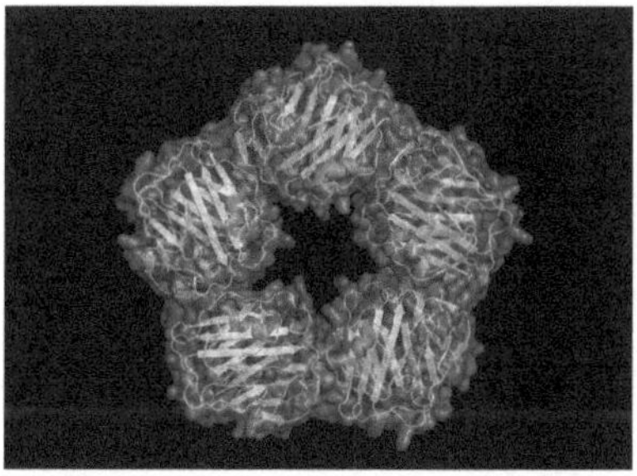

*proteina C-reattiva (PCR)* [i19]

## Utile sapere

**Assunzione alimentare limitata nel tempo**

L'assunzione alimentare limitata nel tempo restringe l'apporto calorico a una specifica finestra temporale della giornata. Questo metodo può influenzare positivamente il ritmo corporeo e il metabolismo, riducendo così le infiammazioni associate all'artrite reumatoide.

**Digiuno intermittente**

Nel digiuno intermittente, le fasi di assunzione di cibo si alternano a fasi di digiuno. Attraverso l'apporto calorico limitato nel tempo, questo può influenzare positivamente il metabolismo e contribuire così ad alleviare i processi infiammatori nell'artrite reumatoide.

**Proteina C-reattiva**

La proteina C-reattiva (PCR) è un marcatore di infiammazione nel corpo. Valori elevati di PCR possono indicare una malattia reumatica attiva. Una dieta adeguata può contribuire a ridurre i valori di PCR.

**Riduzione calorica**

Una moderata riduzione calorica può alleviare le infiammazioni e il dolore nell'artrite reumatoide in caso di sovrappeso, poiché allevia il metabolismo e riduce il carico sulle articolazioni.

## Distribuzione ottimale dei pasti per l'artrite reumatoide

Distribuzione giornaliera dei pasti raccomandata per la gestione dell'infiammazione da AR.

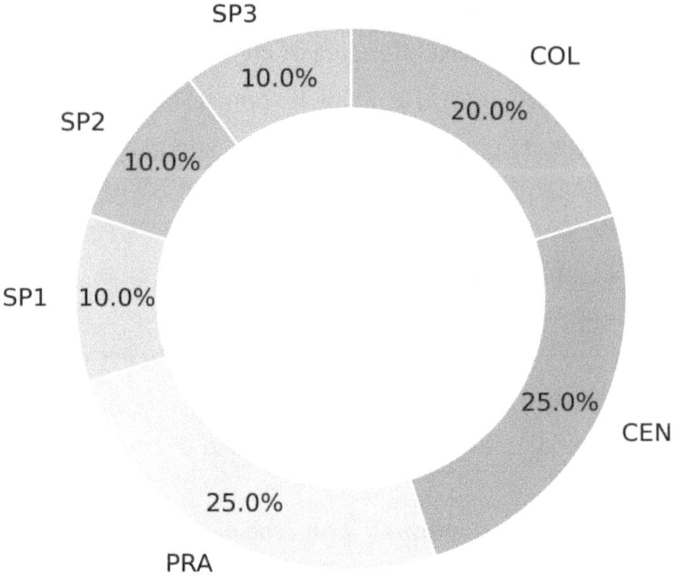


CEN: Cena

PRA: Pranzo

SP2: Spuntino 2

COL: Colazione

SP1: Spuntino 1

SP3: Spuntino 3 (facoltativo)

Questo grafico visualizza una distribuzione ideale dei pasti per le persone con artrite reumatoide, enfatizzando pasti più piccoli e frequenti per aiutare a gestire l'infiammazione e stabilizzare i livelli di zucchero nel sangue. La porzione più grande rappresenta l'impatto combinato di pasti e spuntini bilanciati durante il giorno, evidenziando l'importanza di un apporto costante di nutrienti piuttosto che fare affidamento su pochi pasti abbondanti.

**Consigli concreti**

- "Integra un giorno a settimana dedicato alle erbe selvatiche e arricchisci i tuoi pasti con ortiche, dente di leone o giersch.
- Sperimenta con diversi metodi di preparazione per le verdure: cuoci a vapore il broccolo, arrostisci le patate dolci o fermenta il cavolo bianco.
- Sostituisci il caffè con alternative antinfiammatorie come il caffè di lupini o la bevanda a base di radice di cicoria.
- Prepara un frullato anti-infiammatorio con spinaci, zenzero e ananas.
- Mangia un'insalata piccola con sostanze amare che favoriscono la digestione, come il cicoria o il radicchio, prima di ogni pasto principale.
- Usa olio di semi di nigella in cucina, che ha proprietà antinfiammatorie.
- Metti noci e semi in ammollo in acqua durante la notte per ottimizzare l'assorbimento dei nutrienti.
- Bevi una tazza di tè al finocchio dopo i pasti per supportare la digestione.
- Prepara il tuo sale aromatizzato con erbe e spezie antinfiammatorie.
- Sostituisci lo zucchero con dolcificanti naturali come datteri o stevia, ma con moderazione.
- Incorpora regolarmente legumi come lenticchie rosse o ceci nella tua dieta.

## 2. 2 Dieta per l'artrosi

L'osteoartrite, una malattia degenerativa delle articolazioni, compromette notevolmente la qualità della vita. Il dolore, la rigidità e le limitazioni nei movimenti sono conseguenze comuni. L'alimentazione gioca un ruolo importante nella gestione di questa malattia. Essa influisce sia sul peso corporeo che sui processi infiammatori, che determinano in modo significativo l'andamento della malattia. Oltre alla gestione del peso, alcuni nutrienti specifici diventano centrali, poiché possono supportare la costruzione e la protezione della cartilagine e ridurre l'infiammazione. La scelta e la combinazione corretta di questi nutrienti rappresentano una sfida. Scoprite in questo capitolo come un'alimentazione mirata possa influenzare positivamente la salute delle vostre articolazioni e migliorare la vostra qualità della vita.

> *Una combinazione di diversi nutrienti, come ad esempio quelli presenti nella dieta mediterranea, può agire in modo sinergico e promuovere la salute delle articolazioni in caso di artrosi.*

## Nutrienti protettivi per le articolazioni

Per la salute delle articolazioni è importante un apporto equilibrato di nutrienti. Nutrienti chondroprotettivi supportano la sintesi dei componenti della matrice cartilaginea e possono inibire i processi infiammatori [s47]. Un elemento cruciale per la formazione della cartilagine è un precursore dell'acido ialuronico e dei proteoglicani. Questo può essere assunto attraverso l'alimentazione e contribuisce al mantenimento della struttura cartilaginea [s47]. Effetti modificatori della struttura di alcuni nutrienti possono rallentare il decorso delle malattie articolari e alleviare sintomi come dolore e infiammazione [s47]. La combinazione di diversi nutrienti può agire sinergicamente e supportare il trattamento delle malattie articolari [s47]. Ad esempio, la combinazione mirata di nutrienti nella dieta o attraverso integratori alimentari può aumentare l'efficacia dei singoli componenti e promuovere la salute delle articolazioni. Gli acidi grassi polinsaturi, in particolare omegafettsaeuren, possiedono proprietà protettive e hanno un effetto antinfiammatorio [s48]. Gli acidi grassi Omega-3 si trovano nel pesce grasso come salmone o sgombro. Un'integrazione con acidi grassi Omega-3 può migliorare l'attività della malattia nelle malattie reumatiche infiammatorie, con una significativa riduzione del dolore articolare e dei marker infiammatori prevista dopo circa tre mesi [s49]. Gli effetti collaterali sono generalmente lievi e riguardano principalmente il tratto gastrointestinale [s49]. La mediterrane_ernaehrung, ricca di frutta, verdura, cereali integrali, pesce e olio d'oliva, è associata a un rischio ridotto di artrite reumatoide [s48] [s50]. Anche una vegane_ernaehrung può avere effetti positivi sul decorso della malattia [s50]. I probiotici, in particolare ceppi specifici, possono ridurre i marker infiammatori e migliorare l'attività della malattia [s50]. Le fibre e i cereali integrali hanno anch'essi un effetto antinfiammatorio e possono alleviare i sintomi [s50]. Spezie come curcuma, cannella, aglio, zenzero e zafferano possiedono proprietà antinfiammatorie e immunomodulanti, che possono essere utili nelle malattie articolari [s51]. La curcuma, ad esempio, mostra effetti positivi sul dolore e sulla funzione articolare nell'osteoartrite [s52]. Lo zenzero può ridurre il dolore e migliorare marker infiammatori come la VES e la PCR [s52]. Una ketogene_ernaehrung può ridurre il carico sulle articolazioni e diminuire le infiammazioni attraverso la riduzione dell'insulina e la perdita di peso [s53]. Il corpo chetonico β-idrossibutirrato inibisce le citochine pro-infiammatorie e riduce così i processi infiammatori [s53].

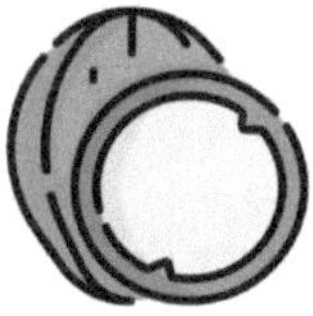

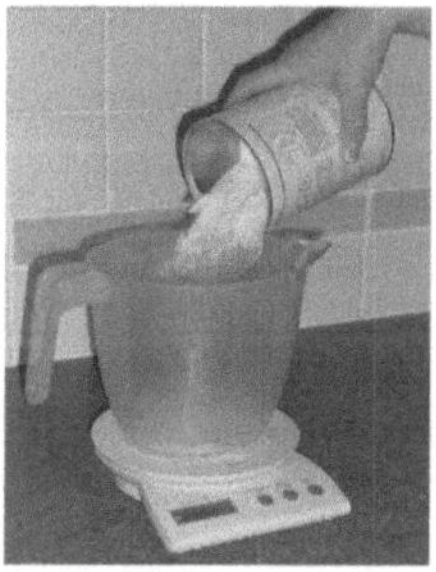

*Dieta chetogenica* [i20]

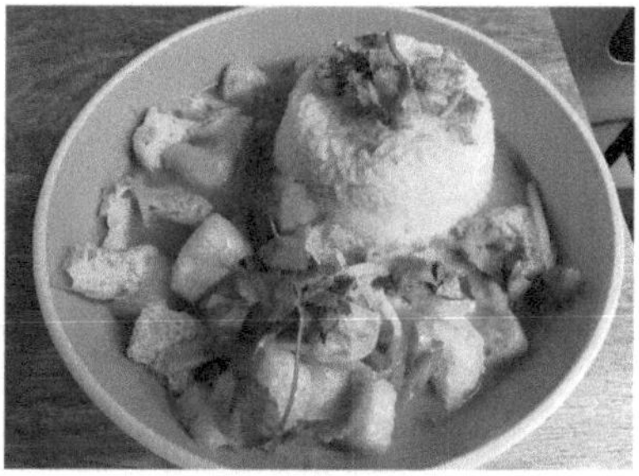

*Dieta vegana* [i21]

## Utile sapere

**Effetti modificatori della struttura**

Cambiamenti positivi nella struttura cartilaginea dovuti a determinati nutrienti, che rallentano il decorso della malattia e migliorano la funzione articolare. Possono contribuire a ridurre la degradazione della cartilagine e promuoverne la formazione.

**Proprietà immunomodulanti**

La capacità di alcune sostanze di influenzare e regolare il sistema immunitario. Nelle malattie articolari, le sostanze immunomodulanti possono contribuire a mitigare le reazioni immunitarie e ridurre le infiammazioni.

**Integratori alimentari**

Preparati concentrati di nutrienti che integrano l'alimentazione e possono compensare specifiche carenze nutrizionali. Possono contribuire a supportare la salute delle articolazioni quando l'apporto nutrizionale attraverso l'alimentazione non è sufficiente.

**Nutrienti chondroprotettivi**

Nutrienti speciali che proteggono la cartilagine e ne supportano la formazione, stimolando la produzione di cellule cartilaginee e inibendo la degradazione. Contribuiscono a mantenere la funzione articolare e alleviare il dolore.

## Nutrienti chiave per la salute delle articolazioni

Distribuzione dei nutrienti benefici per la salute delle articolazioni.

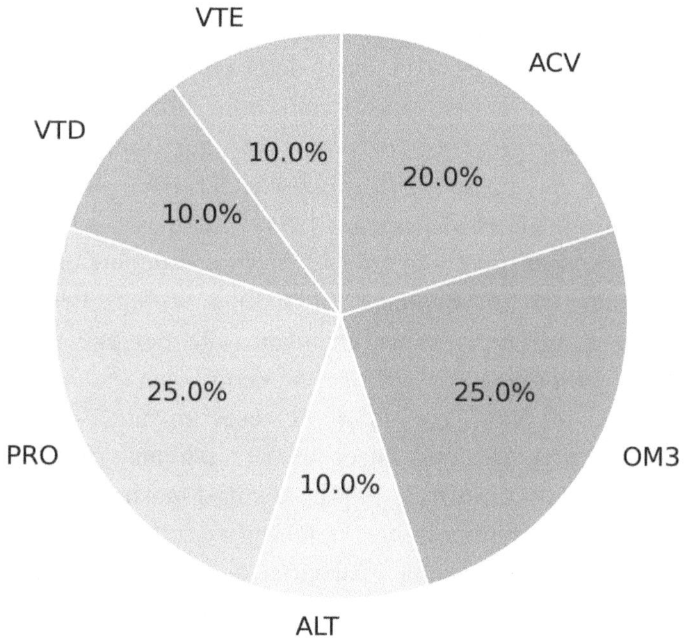


ACV: Vitamina C

ALT: Altri nutrienti benefici (es. glucosamina, condroitina)

OM3: Acidi grassi Omega-3

PRO: Proteine

VTD: Vitamina D

VTE: Vitamina E

Questo grafico evidenzia l'importanza di un apporto equilibrato di vari nutrienti per supportare la salute delle articolazioni. Mentre gli acidi grassi Omega-3 svolgono un ruolo significativo nel ridurre l'infiammazione, la vitamina C è cruciale per la formazione del collagene. Un adeguato apporto proteico è essenziale per la riparazione della cartilagine e la forza muscolare, mentre la vitamina D aiuta l'assorbimento del calcio, vitale per la salute delle ossa. Gli antiossidanti come la vitamina E proteggono dai danni cellulari. Concentrarsi su una dieta ricca di questi nutrienti può contribuire a migliorare la salute delle articolazioni e potenzialmente alleviare i sintomi artritici.

## Gestione del peso

Il controllo del peso gioca un ruolo cruciale nell'artrosi, poiché ogni chilogrammo in più grava ulteriormente sulle articolazioni e intensifica i sintomi [s54]. In particolare, le articolazioni dell'anca e del ginocchio soffrono a causa della pressione aumentata. Anche una moderata perdita di peso può portare a miglioramenti tangibili. Una riduzione del peso corporeo del 5% può già comportare un certo sollievo dai disturbi, mentre una riduzione del 10% può portare a una significativa diminuzione del dolore [s54]. Chi pesa, ad esempio, 100 kg potrebbe alleviare notevolmente le proprie articolazioni e ridurre il dolore perdendo 10 kg, quindi scendendo a 90 kg. Per raggiungere questo obiettivo, gli esperti raccomandano alle persone in sovrappeso con un BMI compreso tra 27 e 35 kg/m² una riduzione calorica giornaliera di 300-500 kcal [s54]. Questa misura, combinata con un'attività fisica regolare, costituisce la base per una gestione del peso efficace nei pazienti con artrosi [s54]. Anche dopo interventi chirurgici, il controllo del peso è importante, poiché il sovrappeso può influenzare negativamente il decorso della guarigione e il risultato dell'operazione [s54]. Oltre a ridurre il dolore, una perdita di peso contribuisce a migliorare la mobilità e a incrementare la qualità della vita. Il sovrappeso non aumenta solo il rischio di artrosi, ma anche di altre malattie come l'artrite reumatoide [s55]. Un BMI elevato è correlato a un'attività di malattia aumentata, come dimostrato dal legame tra la proteina prodotta dalle cellule adipose Leptina e i processi infiammatori [s55]. I pazienti con obesità raggiungono inoltre meno frequentemente una remissione e presentano valori più elevati negli indici di attività della malattia [s55].

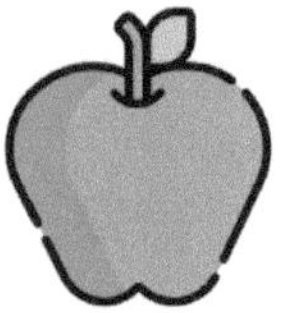

## Utile sapere

**Calorie**

Le calorie (chilocalorie) sono un'unità di misura per l'energia. Una·riduzione dell'apporto calorico può portare a una perdita di peso e quindi a un alleggerimento delle articolazioni.

**Leptina**

La leptina è un ormone prodotto dalle cellule adipose che regola l'appetito. Negli individui obesi, può svilupparsi una resistenza alla leptina, che porta a un aumento della sensazione di fame e a un ulteriore aumento di peso. In relazione all'artrosi, la leptina gioca un ruolo nei processi infiammatori.

**Obesità**

L'obesità, nota anche come sovrappeso grave, indica un eccesso di peso significativo, associato a un rischio aumentato di varie malattie, tra cui artrosi e artrite reumatoide. Un cambiamento nella dieta può aiutare a ridurre il peso e influenzare l'attività della malattia.

**Remissione**

La remissione significa il miglioramento dei sintomi della malattia. Nell'artrite reumatoide, una remissione può essere supportata da una dieta adeguata e altre misure terapeutiche. Nell'artrosi, una remissione nel senso di una completa scomparsa della malattia non è possibile, ma è raggiungibile un sollievo dei sintomi.

## IMC e dolore articolare percepito

Correlazione tra IMC e livelli di dolore articolare percepito nel tempo.

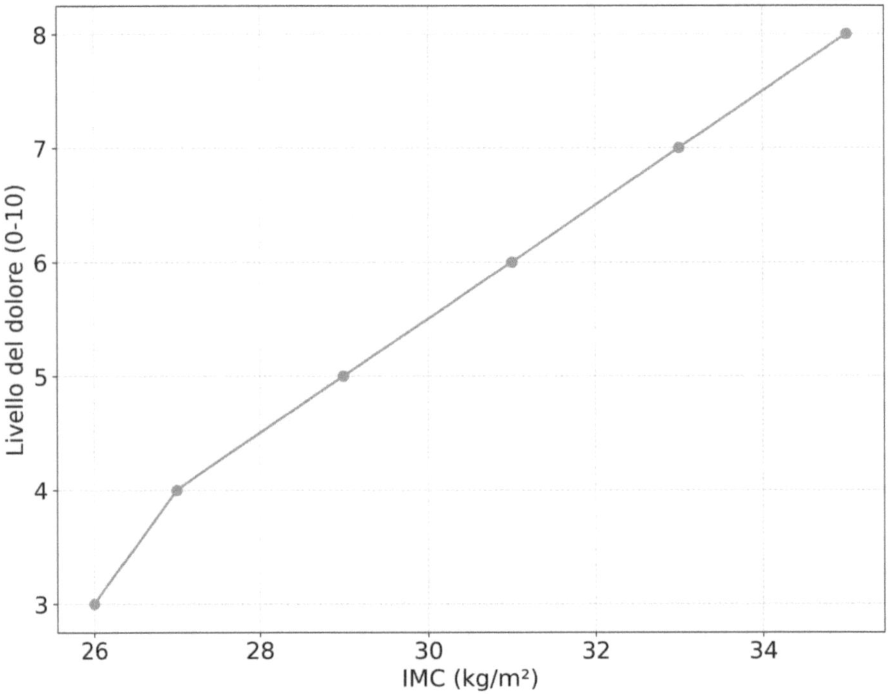


Questo grafico indica una potenziale correlazione tra l'IMC e il dolore articolare percepito. Con il diminuire dell'IMC, anche i livelli di dolore segnalati tendono a diminuire. Ciò suggerisce che la gestione del peso può svolgere un ruolo significativo nella gestione del dolore artritico. Tuttavia, le esperienze individuali possono variare e altri fattori possono influenzare i livelli di dolore. Sono necessarie ulteriori indagini per stabilire un nesso causale definitivo.

## Sostanze che ricostruiscono la cartilagine

Le sostanze che ricostruiscono la cartilagine, note anche come condroprotettori, sono al centro della terapia per l'artrosi, poiché possono proteggere e rigenerare la cartilagine articolare. Il glucosamina e il solfato di condroitina sono due condroprotettori centrali che si trovano naturalmente nel corpo e sono coinvolti nella formazione della cartilagine e del liquido articolare. [s56] Il glucosamina stimola la formazione di componenti della matrice cartilaginea e ha un effetto antinfiammatorio, mentre il solfato di condroitina rallenta la degradazione della cartilagine e riduce anche le infiammazioni. [s56] L'assunzione combinata di entrambe le sostanze può portare a una maggiore efficacia rispetto all'assunzione singola. [s56] Oltre al glucosamina e al solfato di condroitina, anche l'acido ialuronico e idrolizzato di collagene giocano un ruolo nel trattamento dell'artrosi. L'acido ialuronico è un componente importante del liquido articolare e ne garantisce la viscosità e l'elasticità. L'idrolizzato di collagene fornisce i mattoni per la costruzione del collagene, una proteina strutturale importante della cartilagine. Per promuovere la salute della cartilagine, l'assunzione di queste sostanze può avvenire attraverso l'alimentazione o tramite integratori. In una dieta equilibrata, i nutrienti che supportano la cartilagine si trovano in alimenti come il brodo di

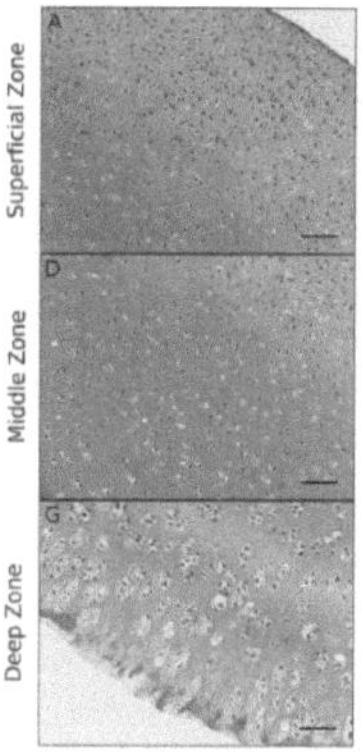


*Cartilagine articolare* [i22]

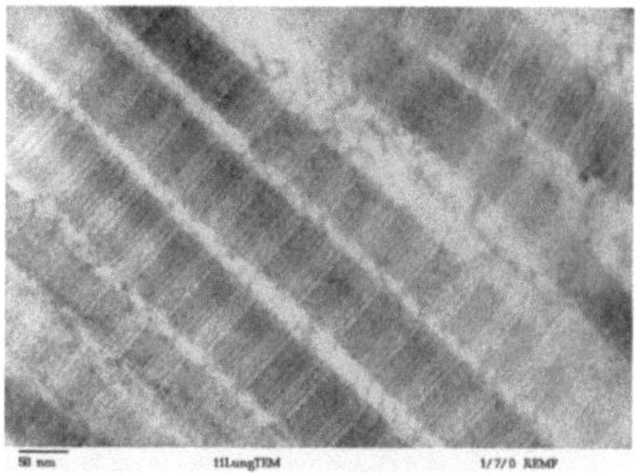

*Collagene* [i23]

ossa, ricco di collagene, o nel pesce, che fornisce omegafettsaeuren, i quali hanno un effetto antinfiammatorio. Pertanto, un piano alimentare che include regolarmente pesce e occasionalmente brodo di ossa potrebbe supportare l'apporto di nutrienti utili per la cartilagine. L'assunzione di integratori dovrebbe sempre essere coordinata con un medico o un nutrizionista per considerare il dosaggio corretto e le possibili interazioni con altri farmaci.

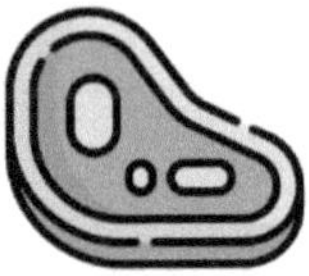

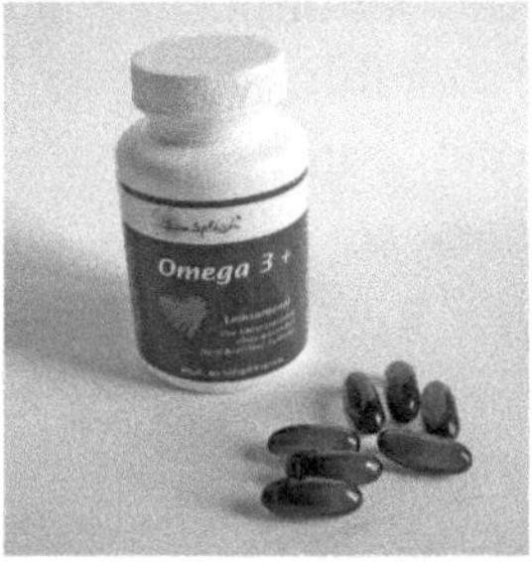


*Acidi grassi omega-3* [i24]

## Utile sapere

**Condroprotettori**

Sostanze che possono proteggere la cartilagine articolare e promuoverne la rigenerazione. Svolgono un ruolo importante nella terapia nutrizionale per l'artrosi, poiché possono contribuire a rallentare il decorso della malattia e migliorare la funzione articolare.

**Idrolizzato di collagene**

Una forma di collagene che può essere assorbita più facilmente dal corpo. Fornisce i mattoni per la costruzione delle fibre di collagene nella cartilagine e può contribuire alla rigenerazione della cartilagine articolare. L'idrolizzato di collagene è spesso utilizzato come integratore alimentare per l'artrosi.

## Efficacia dei nutrienti di supporto della cartilagine

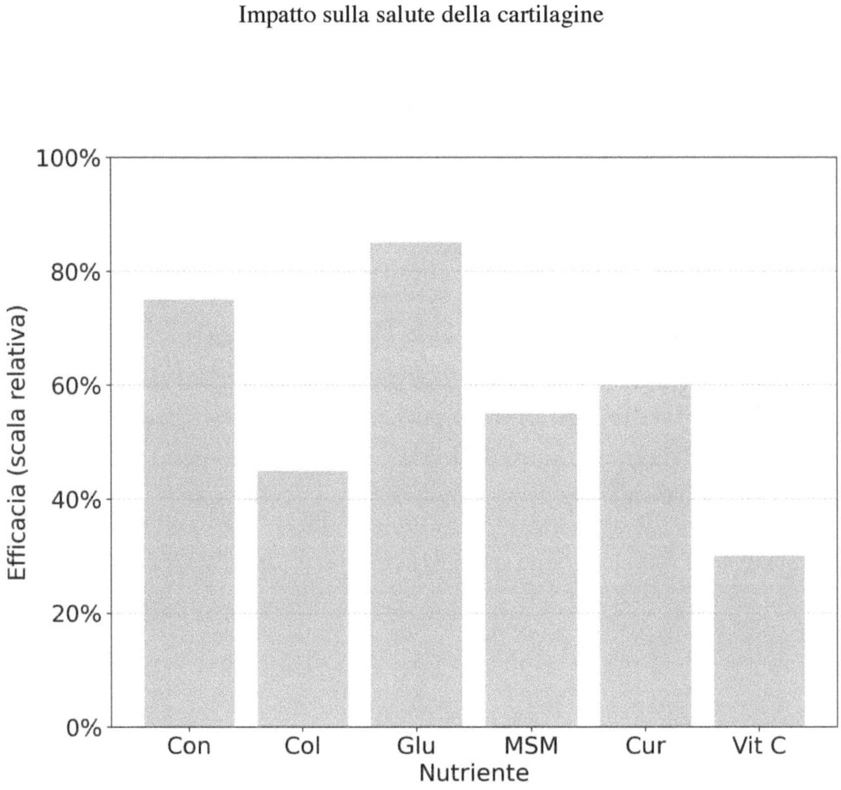


Col: Collagene

Cur: Curcuma

MSM: MSM

Con: Condroitina

Glu: Glucosamina

Vit C: Vitamina C

La glucosamina e la condroitina mostrano effetti promettenti sulla salute della cartilagine, potenzialmente rallentandone la degradazione. Mentre le prove per il collagene e l'MSM sono meno solide, mostrano ancora alcuni potenziali benefici. L'incorporazione di questi nutrienti in una dieta equilibrata può contribuire a migliorare la salute delle articolazioni negli individui con osteoartrite. Tuttavia, le risposte individuali possono variare e si consiglia di consultare un professionista sanitario.

**Consigli concreti**

- Aumenta l'assunzione di zuppe simili a brodo di ossa utilizzandole come base per salse, stufati e risotti.
- Esplora il mondo delle alghe e integra Wakame, Nori o Dulse nella tua dieta per beneficiare della loro ricchezza nutrizionale.
- Concentrati su alimenti ad alto contenuto di silice come miglio, avena o fagiolini per supportare la formazione della cartilagine.
- Sviluppa una predilezione per verdure ricche di sostanze amare come cicoria, rucola o carciofi per promuovere la funzione epatica e quindi la disintossicazione.
- Usa olio di olivello spinoso spremuto a freddo come condimento per insalate o zuppe per migliorare l'apporto di vitamina C e altri antiossidanti.
- Sfrutta l'azione antinfiammatoria della quercetina e consuma regolarmente cipolle rosse, mele o capperi.
- Bevi tè di ortica per supportare le articolazioni e favorire l'escrezione di acido urico.
- Integra la polvere di rosa canina nella tua alimentazione, ad esempio nel muesli o nello yogurt, per stimolare la formazione di collagene.
- Sperimenta con paste di spezie che puoi preparare da ingredienti freschi come zenzero, aglio e peperoncino.
- Arricchisci la tua dieta con germogli ricchi di nutrienti che puoi facilmente coltivare da solo.
- Bevi ogni giorno un bicchiere di succo di sedano fresco per supportare la disintossicazione e ridurre l'infiammazione.
- Scopri le proprietà positive delle pastinache e preparale come purè, zuppa o verdure al forno.

## 2. 3 Dieta per l'artrite psoriasica

L'artrite psoriasica non colpisce solo le articolazioni, ma anche la pelle. Le modifiche alimentari offrono un grande potenziale per ridurre le infiammazioni, promuovere la salute intestinale e influenzare positivamente il decorso della malattia. L'obesità, la composizione dei grassi alimentari e il microbioma intestinale giocano un ruolo fondamentale. Oltre all'ottimizzazione di singoli nutrienti, combinazioni mirate di nutrienti possono ottenere effetti sinergici e supportare la terapia. L'influenza dell'alimentazione sull'artrite psoriasica è complessa e promettente. Continua a leggere per ricevere raccomandazioni alimentari concrete e suggerimenti pratici per l'attuazione nella vita quotidiana.

*Nell'artrite psoriasica, una strategia olistica è fondamentale: la combinazione di un cambiamento nella dieta, come ad esempio una dieta mediterranea con alimenti prebiotici e acidi grassi omega-3, e un'attività fisica regolare può agire in sinergia e ridurre l'infiammazione, promuovere la salute intestinale e controllare il peso.*

## Nutrizione amica della pelle

La nutrizione amica della pelle per l'artrite psoriasica mira a ridurre le infiammazioni e a promuovere la salute intestinale, poiché questi fattori possono influenzare la pelle [s57]. Uno squilibrio nel microbioma intestinale, noto come disbiosi, si manifesta nei pazienti con artrite psoriasica attraverso una minore varietà di specie batteriche [s57]. Questa alterazione può essere correlata all'andamento della malattia e favorire le infiammazioni sistemiche. Un cambiamento nella dieta può influenzare positivamente il microbioma. Ad esempio, alimenti prebiotici che favoriscono la crescita di batteri utili potrebbero essere integrati nel piano alimentare. Il sovrappeso intensifica le infiammazioni e può influenzare negativamente l'artrite psoriasica. Pertanto, per i pazienti in sovrappeso è consigliata una dieta ipocalorica [s58]. Una dieta molto povera di calorie ha già mostrato effetti positivi sull'attività della malattia in pazienti obesi [s58]. Anche la mediterrane_ernaehrung, ricca di frutta, verdura, olio d'oliva e pesce, è associata a una minore attività della malattia [s58]. Il digiuno intermittente, ovvero il consumo di cibo in fasce orarie limitate, può anche migliorare i sintomi dell'artrite psoriasica, indipendentemente dalla perdita di peso [s58]. omegafettsaeuren, presenti nel pesce grasso come salmone e sgombro, hanno effetti antinfiammatori e possono ridurre il bisogno di antidolorifici [s58]. L'effetto dei probiotici, che contengono microrganismi vivi, è invece variabile. Alcuni studi mostrano effetti positivi sull'attività della malattia, altri no [s58]. Anche l'assunzione di alcuni grassi può influenzare la pelle.

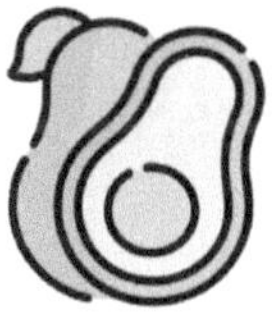

I ceramidi, molecole di grasso nella pelle, sono correlati ai processi infiammatori [s59]. Una dieta con un alto contenuto di acidi grassi saturi può aumentare la concentrazione di ceramidi nel sangue, mentre gli acidi grassi insaturi possono ridurla [s59]. Un cambiamento nella dieta che aumenta la proporzione di ungesaettigten_fettsaeuren, ad esempio attraverso il consumo di noci, avocado o olio d'oliva, potrebbe quindi avere un effetto positivo sull'aspetto della pelle. In sintesi, una nutrizione amica della pelle per l'artrite psoriasica agisce su più livelli. Mira a una flora intestinale sana, al controllo del peso e alla riduzione delle infiammazioni attraverso una selezione mirata degli alimenti.

## Utile sapere

**Digiuno intermittente**

Una forma di alimentazione in cui si rinuncia al cibo in determinate fasce orarie. Ci sono diversi metodi, ad esempio il metodo 16/8, in cui si digiuna per 16 ore e si mangia per 8 ore. Il digiuno intermittente può ridurre le infiammazioni e migliorare la sensibilità all'insulina, il che può avere effetti positivi sull'artrite psoriasica.

**Alimenti prebiotici**

Alimenti che favoriscono la crescita e l'attività di batteri utili nell'intestino. Contengono fibre indigeribili che servono da nutrimento per i batteri buoni, migliorando così la salute intestinale. Esempi includono cipolle, aglio, banane e asparagi.

**Probiotici**

Microrganismi vivi che possono influenzare positivamente la flora intestinale. Si trovano in alimenti fermentati come yogurt, crauti e kefir, così come in integratori alimentari. I probiotici possono regolare il sistema immunitario e ridurre le infiammazioni nel corpo, il che può avere effetti positivi sull'artrite psoriasica.

## Alimenti Antinfiammatori

Impatto del cibo sull'artrite psoriasica

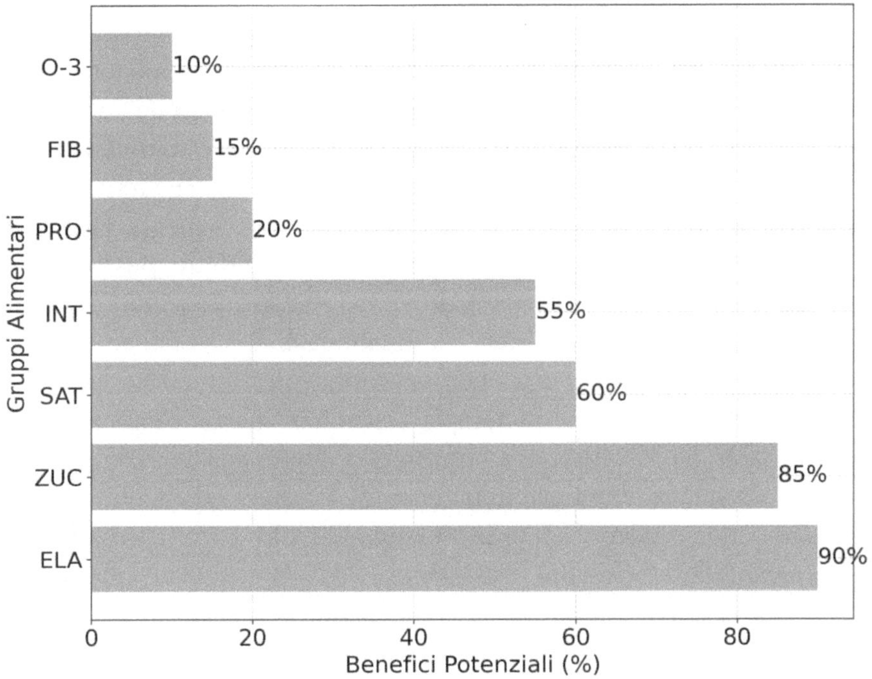


ELA: Alimenti Elaborati

FIB: Alimenti Ricchi di Fibre (Frutta, Verdura)

INT: Cereali Integrali (Avena, Riso Integrale)

O-3: Omega-3 (Pesce, Semi di Lino)

PRO: Proteine Magre (Pollo, Fagioli)

SAT: Grassi Saturi (Carne Rossa, Latticini)

ZUC: Alimenti/Bevande Zuccherate

Gli acidi grassi Omega-3 e gli alimenti ricchi di fibre mostrano il più alto beneficio potenziale per la gestione dell'artrite psoriasica grazie alle loro proprietà antinfiammatorie. Il consumo moderato di proteine magre supporta la salute delle articolazioni. Limitare gli alimenti trasformati, lo zucchero e i grassi saturi è fondamentale a causa del loro potenziale di esacerbare l'infiammazione.

## Alimenti immunomodulanti

Gli alimenti immunomodulanti possono influenzare positivamente il decorso dell'artrite psoriasica, agendo direttamente o indirettamente sul sistema immunitario. La dieta chetogenica, caratterizzata da un contenuto molto basso di carboidrati e un alto contenuto di grassi, porta alla formazione di hydroxybutyrat. Questa sostanza possiede proprietà antinfiammatorie e può inibire la produzione di mediatori infiammatori, come l'IL-17 [s60]. Riducendo questi mediatori, l'attività della malattia dell'artrite psoriasica può essere ridotta [s60]. Un ulteriore effetto positivo della dieta chetogenica è la perdita di peso spesso associata, che può influenzare favorevolmente anche le infiammazioni sistemiche [s60]. Ci sono anche indicazioni che questa forma di alimentazione possa aumentare l'efficacia di altre terapie sistemiche nei pazienti affetti da psoriasi [s60]. I probiotici, che contengono microrganismi vivi, possono anch'essi esercitare effetti antinfiammatori. Possono ad esempio ridurre i marcatori infiammatori come la proteina C-reattiva (CRP) e diminuire la permeabilità intestinale, modulando così la risposta immunitaria [s61]. Questi effetti sono ben documentati, in particolare nell'artrite reumatoide, un'altra malattia infiammatoria reumatica [s61]. Anche alcuni principi attivi vegetali possono avere un'azione immunomodulante. Un principio attivo vegetale ha mostrato effetti positivi in studi su malattie infiammatorie intestinali e artrite reumatoide, migliorando l'attività della malattia [s62]. Un paziente con artrite psoriasica potrebbe ad esempio arricchire il proprio yogurt quotidiano con bacche e semi di lino per aumentare l'assunzione di fibre prebiotiche e omegafettsaeuren, beneficiando al contempo degli effetti potenzialmente positivi dei probiotici nello yogurt. Il ruolo della vitamina D nella psoriasi è invece controverso; alcuni studi mostrano miglioramenti, altri no [s63]. Lo stesso vale per una dieta senza glutine, i cui effetti

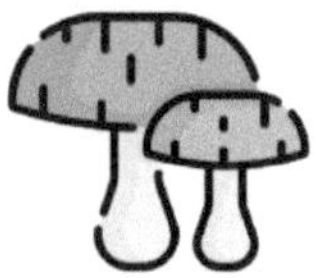

positivi sulle malattie infiammatorie non sono chiaramente dimostrati [s64].

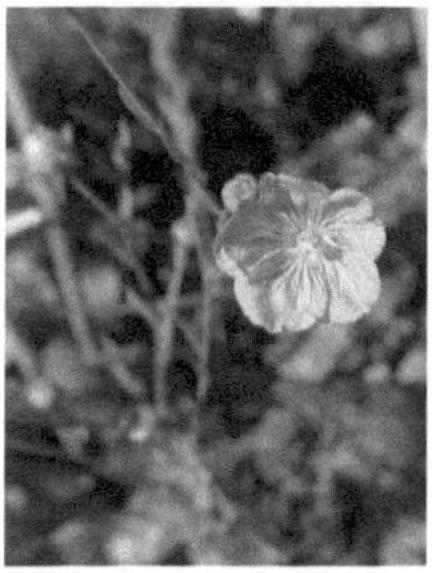

*Semi di lino* [i25]

## Impatto Immunomodulante del Cibo

Impatto degli alimenti immunomodulanti sull'infiammazione, classificati per efficacia e assunzione raccomandata.

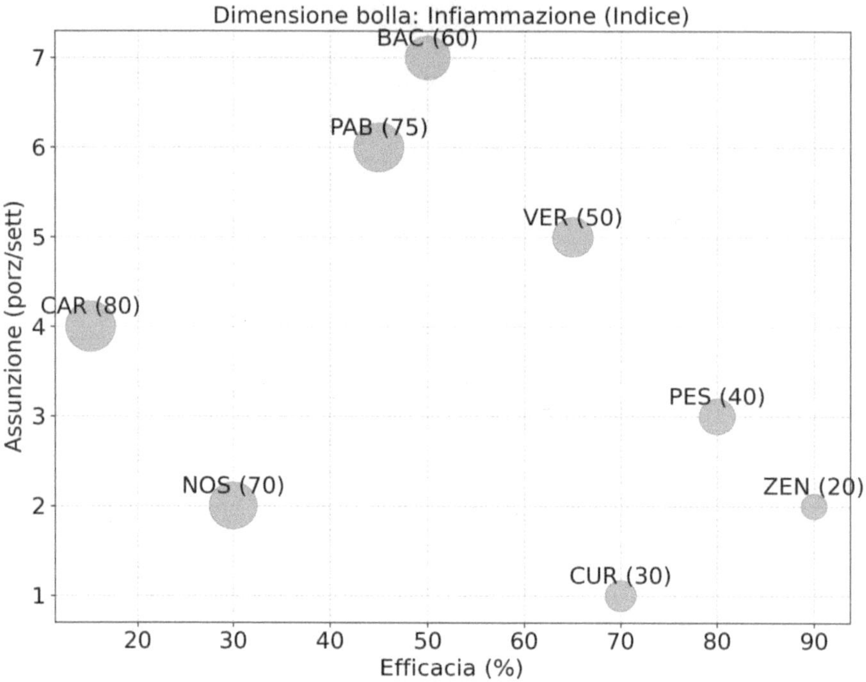


Blasengröße: Infiammazione (Indice)

BAC: Bacche

CAR: Carne Raffinata

CUR: Curcuma

NOS: Noci e Semi

PAB: Pane Bianco

PES: Pesce Grasso

VER: Verdure Verdi

ZEN: Zenzero

Gli alimenti con elevato potenziale antinfiammatorio e raccomandazioni di assunzione moderata sembrano essere i più benefici. Quelli con basso impatto, indipendentemente dall'assunzione, offrono un beneficio minimo. Concentrarsi su alimenti ad alto impatto in quantità appropriate potrebbe essere una strategia dietetica chiave per la gestione dell'infiammazione.

## Combinazioni di nutrienti

Le combinazioni di nutrienti possono svolgere un ruolo importante nell'artrite psoriasica, ottenendo effetti sinergici che vanno oltre l'azione singola dei nutrienti. Mentre singoli nutrienti possono già avere effetti positivi sulle infiammazioni o sul sistema immunitario, determinate combinazioni amplificano questi effetti. Ad esempio, l'assunzione simultanea di selenio, coenzima Q10 e vitamina E può non solo ridurre l'attività della malattia nell'artrite psoriasica, ma anche abbassare il livello di stress ossidativo [s65]. Lo stress ossidativo gioca un ruolo nella genesi e nella progressione delle infiammazioni, pertanto combattere questo processo attraverso una combinazione mirata di nutrienti è promettente. Un paziente che già assume nahrungsergaenzungsmittel con singoli di questi nutrienti potrebbe considerare di utilizzare un preparato combinato o di combinare le sostanze singole in modo da assumerle contemporaneamente, per beneficiare degli effetti sinergici. Oltre a specifiche combinazioni di nutrienti, la combinazione di cambiamenti nella dieta e attività fisica è centrale per il successo della terapia. Una dieta ipocalorica, combinata con un'attività fisica regolare, può non solo portare a una riduzione del peso, ma anche migliorare la qualità della vita e ridurre la massa grassa corporea totale [s66]. Una perdita di peso del solo 5% può già fare una differenza decisiva nei pazienti in sovrappeso e portare a un'attività minima della malattia [s65]. Un paziente potrebbe, ad esempio, fare sport tre volte a settimana per 30 minuti ciascuna volta e contemporaneamente ridurre l'apporto calorico giornaliero sostituendo bevande zuccherate con acqua o tè non zuccherato e limitando il consumo di alimenti trasformati. Combinando queste misure, può non solo ridurre il proprio peso, ma anche influenzare positivamente i processi infiammatori nel corpo. Anche la combinazione di nutrienti specifici e attività fisica può essere vantaggiosa. L'assunzione di

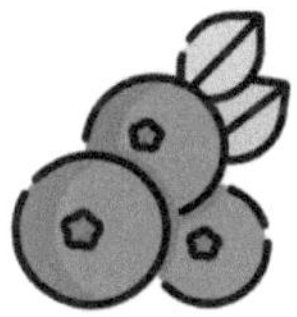

sostanze antinfiammatorie in combinazione con un allenamento regolare può aumentare l'efficacia di entrambe le misure [s67].

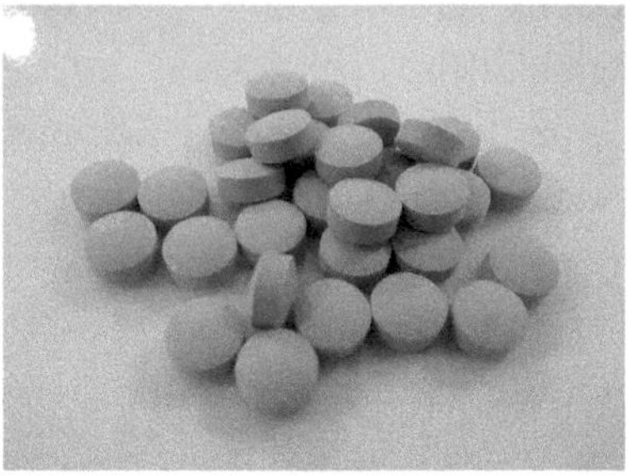

*Integratori alimentari* [i26]

### Utile sapere

**Effetti sinergici**

Gli effetti sinergici nella dieta descrivono l'interazione di diversi nutrienti che si rinforzano a vicenda nella loro azione, esercitando così un'influenza positiva maggiore sull'artrite psoriasica rispetto a quando vengono assunti singolarmente. Ad esempio, la vitamina D e gli acidi grassi omega-3 possono insieme alleviare maggiormente il dolore articolare rispetto a quando vengono assunti separatamente.

**Massa grassa corporea**

La massa grassa corporea si riferisce alla percentuale del peso corporeo costituita da grasso. Un aumento della massa grassa corporea può favorire le infiammazioni nel corpo e quindi aggravare i sintomi dell'artrite psoriasica. Una riduzione della massa grassa corporea attraverso dieta e attività fisica può quindi contribuire a ridurre l'attività della malattia.

## Apporto nutrizionale ottimale per l'artrite psoriasica

Distribuzione giornaliera raccomandata dell'apporto di nutrienti per la gestione dell'artrite psoriasica.

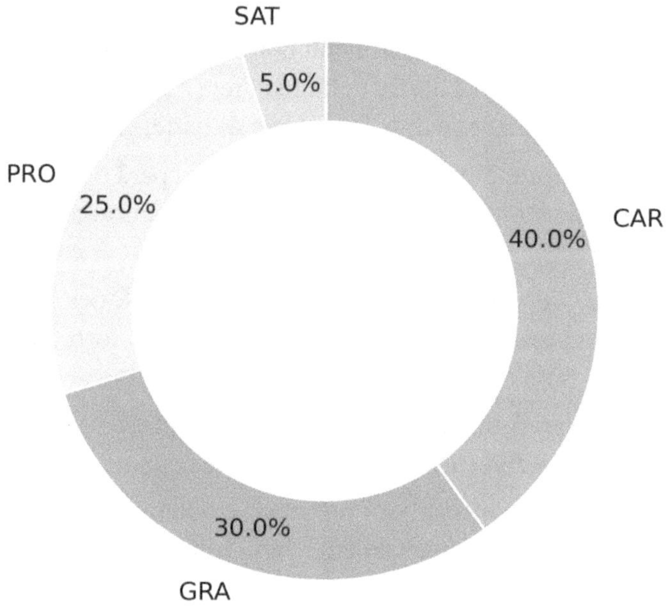


CAR: Carboidrati complessi (es. cereali integrali, frutta, verdura)

GRA: Grassi sani (es. Omega-3, olio d'oliva)

PRO: Proteine magre (es. pesce, pollame, legumi)

SAT: Grassi saturi/trasformati (limitare)

Questo grafico visualizza un esempio di una distribuzione equilibrata dei nutrienti benefica per la gestione dell'artrite psoriasica. Una parte significativa enfatizza gli alimenti antinfiammatori, ricchi di acidi grassi omega-3 e antiossidanti. Un adeguato apporto proteico supporta la riparazione dei tessuti, mentre un moderato apporto di carboidrati aiuta a mantenere i livelli di energia senza esacerbare l'infiammazione. La porzione più piccola rappresenta i grassi saturi e trasformati, che dovrebbero essere limitati. Questo approccio equilibrato mira a ridurre l'infiammazione, supportare la salute delle articolazioni e migliorare il benessere generale.

**Consigli concreti**

- Crea il tuo piano alimentare personale seguendo un principio di rotazione per scoprire intolleranze e massimizzare la varietà di nutrienti. Ad esempio, cambia settimanalmente le tue fonti di proteine, cereali e verdure.
- Integra consapevolmente alimenti con effetto prebiotico, come il topinambur o la scorzonera, nella tua dieta quotidiana per promuovere specificamente la crescita di batteri intestinali utili.
- Sfrutta le proprietà positive delle tisane e prepara ogni giorno una miscela benefica di erbe antinfiammatorie come camomilla, melissa e achillea.
- Sperimenta la preparazione di fermentati vegetali per ampliare la varietà della tua flora intestinale e migliorare l'assorbimento di vitamine e minerali.
- Stabilisci orari fissi per i pasti e crea rituali attorno ai tuoi pasti per regolare la tua digestione e ridurre lo stress.
- Rifletti regolarmente sui tuoi progressi e adatta continuamente il tuo piano alimentare alle tue esigenze individuali e ai segnali del tuo corpo.
- Includi una "pausa" per il tuo intestino, consumando una volta alla settimana un pasto leggero e digestivo come una zuppa di verdure.
- Impara ad ascoltare i segnali del tuo corpo e a distinguere tra fame e appetito per evitare di mangiare per motivi emotivi.
- Fissa obiettivi realistici e premiati per i tuoi successi, per mantenere alta la tua motivazione a lungo termine e consolidare il tuo nuovo stile alimentare.
- Discuti con il tuo medico o nutrizionista delle tue esigenze individuali e dei possibili integratori alimentari per garantire un'ottimale fornitura di nutrienti.

## Revisione - 2. Concetti nutrizionali specifici per malattia

I concetti nutrizionali specifici per malattia nelle malattie reumatiche come l'artrite reumatoide, l'osteoartrite e l'artrite psoriasica offrono l'opportunità di influenzare attivamente il decorso della malattia. Non si tratta di piani dietetici rigidi, ma di un cambiamento alimentare a lungo termine che tiene conto delle vostre esigenze e preferenze individuali. L'attenzione è rivolta a cibi antinfiammatori, protettivi per le articolazioni e amichevoli per la pelle, che potete integrare nella vostra vita quotidiana. Questo può avvenire, ad esempio, attraverso un consumo maggiore di acidi grassi omega-3 da pesce, noci e oli vegetali, l'integrazione di cereali integrali ricchi di fibre, frutta e verdura, nonché l'uso di spezie antinfiammatorie come curcuma e zenzero. Allo stesso tempo, dovreste ridurre il consumo di alimenti altamente trasformati, sale e zucchero in eccesso, nonché di alcol, poiché questi fattori possono favorire i processi infiammatori.

Un ruolo importante è svolto anche dalla gestione del peso, in particolare nell'osteoartrite. Il sovrappeso grava ulteriormente sulle vostre articolazioni e intensifica il dolore. Anche una moderata riduzione del peso può portare a miglioramenti significativi. Combinate una dieta ipocalorica con un'attività fisica regolare per alleviare le vostre articolazioni e migliorare la vostra mobilità. Fate attenzione a mantenere un ritmo alimentare equilibrato. Sperimentate, ad esempio, con il digiuno intermittente o l'assunzione di cibo limitata nel tempo e osservate come il vostro corpo reagisce. Anche la distribuzione dei macronutrienti durante la giornata può fare la differenza. Cercate di consumare cibi ricchi di carboidrati principalmente al mattino e di ridurli la sera.

Nell'artrite psoriasica, oltre all'azione antinfiammatoria, è fondamentale la salute intestinale. Uno squilibrio della flora intestinale può favorire le infiammazioni e aggravare i sintomi cutanei. Includete alimenti prebiotici come semi di lino o bacche nella vostra dieta per sostenere la crescita di batteri intestinali benefici. Anche la dieta mediterranea può avere effetti positivi sulla salute intestinale e sull'aspetto della pelle. Inoltre, tenete presente che le combinazioni di nutrienti possono avere effetti sinergici. La combinazione di selenio, coenzima Q10 e vitamina E, ad esempio, può ridurre sia l'attività della malattia che lo stress ossidativo. Parlate con il vostro medico o nutrizionista della possibilità di ottimizzare la vostra dieta attraverso integratori mirati.

L'implementazione di una dieta specifica per la malattia può essere inizialmente impegnativa. Iniziate con piccoli passi realistici e aumentate gradualmente. Documentate la vostra alimentazione e i vostri sintomi per comprendere meglio l'impatto del cambiamento alimentare. Non esitate a chiedere supporto professionale. Un nutrizionista può aiutarvi a creare un piano alimentare personalizzato che si adatti alle vostre esigenze e alla vostra malattia. Con pazienza, perseveranza e la giusta strategia, potete trasformare la vostra alimentazione in un alleato nella lotta contro la vostra malattia reumatica e migliorare in modo sostenibile la vostra qualità della vita.

## 3. Cambiamento pratico della dieta

Come si può integrare un nuovo regime alimentare nella vita quotidiana senza perdere la motivazione? Il percorso verso un'alimentazione antinfiammatoria inizia con piccoli, ma efficaci passi. Un approccio sistematico aiuta a sostituire in modo duraturo le vecchie abitudini con nuove. Gli strumenti e le strategie giuste rendono la transizione decisamente più facile di quanto molte persone inizialmente suppongano. In questo capitolo scoprirai come rendere il tuo cambiamento alimentare personale un successo passo dopo passo.

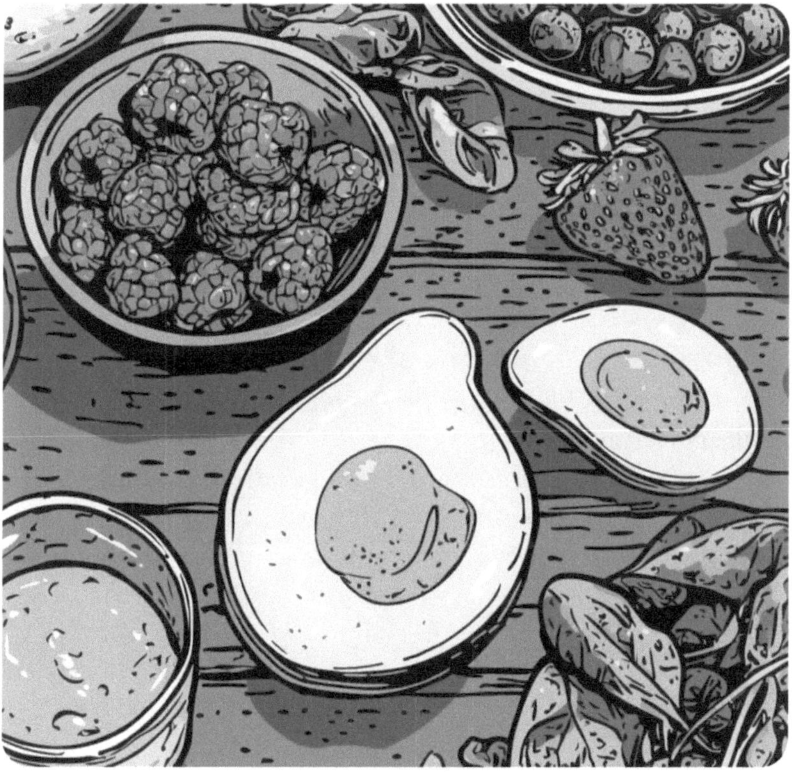

## 3. 1 Creare un diario alimentare

L'analisi della propria alimentazione è essenziale per un cambiamento dietetico nelle malattie reumatiche. Un dettagliato diario alimentare aiuta a riconoscere le correlazioni tra alimentazione e sintomi. Documenta l'assunzione quotidiana di cibo e costituisce la base per un'analisi individuale. Oltre agli alimenti consumati, è ideale registrare le quantità, l'orario e i sintomi associati. Questo protocollo consente di identificare schemi alimentari individuali e di restringere i potenziali fattori scatenanti per i disturbi reumatici. Un approccio strutturato, ad esempio la suddivisione degli alimenti in gruppi, facilita la successiva valutazione. Ottieni una panoramica completa delle tue abitudini alimentari e getta così le basi per un cambiamento positivo del tuo benessere.

*La combinazione di un protocollo alimentare e di un diario dei sintomi consente di riconoscere le correlazioni tra alimentazione e disturbi reumatici e di adattare l'alimentazione in modo mirato.*

# Inventario

L'inventario della tua alimentazione è il primo passo per adattare il tuo regime alimentare in caso di malattie reumatiche. Un protocollo alimentare dettagliato ti aiuta a riconoscere le correlazioni tra la tua alimentazione e i tuoi disturbi. Questo protocollo documenta il tuo apporto alimentare quotidiano e fornisce la base per un'analisi nutrizionale personalizzata. Oltre alla semplice elencazione degli alimenti consumati, idealmente dovresti registrare anche le quantità, l'orario e, se necessario, i sintomi associati. [s68] Annota, tra l'altro, gli alimenti consumati, le bevande e gli snack. Aggiungi informazioni sulla preparazione e sugli ingredienti. In questo modo otterrai una panoramica completa delle tue abitudini alimentari. Un approccio strutturato facilita la successiva valutazione. Una possibilità è la suddivisione degli alimenti in gruppi, come frutta e verdura, prodotti cerealicoli, latticini, carne e pesce. La frequenza di consumo di ciascun gruppo alimentare può essere registrata su una scala, da "mai" a "più volte al giorno". [s69] Oltre agli alimenti consumati, dovrebbero essere registrati anche parametri demografici come età, sesso e livello di attività, così come modelli dietetici principali, come vegetariano o vegano. Documenta anche se sospetti intolleranze, come intolleranza al lattosio, al glutine o al fruttosio. [s69] Queste informazioni aiutano a identificare schemi alimentari individuali e a delimitare potenziali fattori scatenanti per i disturbi reumatici. Un

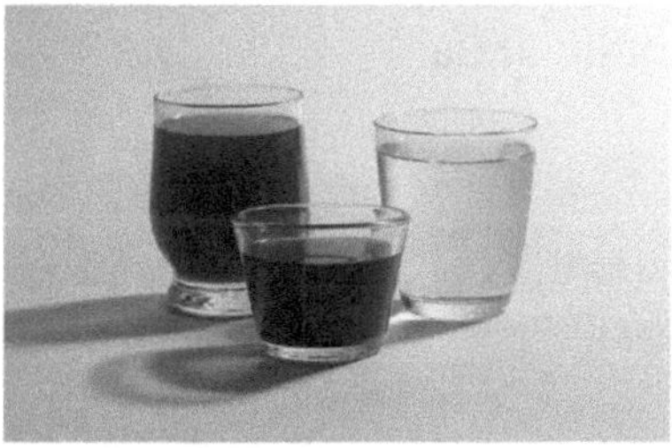

*Bevande* [i27]

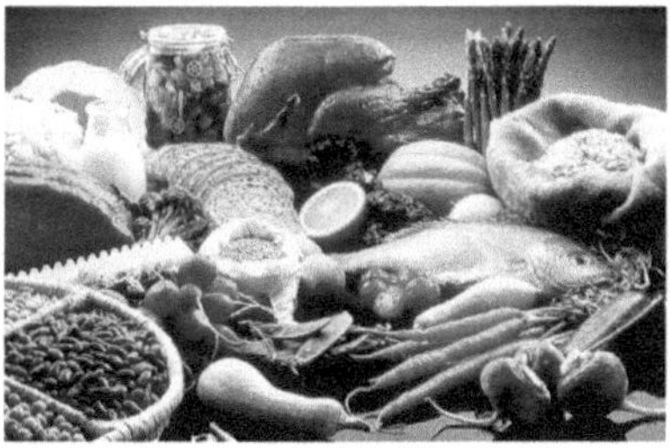

*Alimenti* [i28]

inventario dettagliato ti consente di adattare la tua alimentazione in modo mirato e di ottenere cambiamenti positivi per la tua salute. La revisione e l'adattamento regolari del protocollo alimentare ti supportano nel trarre benefici a lungo termine da un'alimentazione ottimizzata.

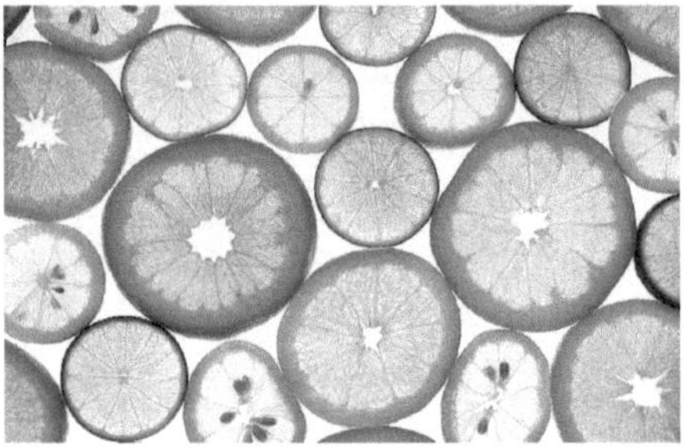

*Frutta* [i29]

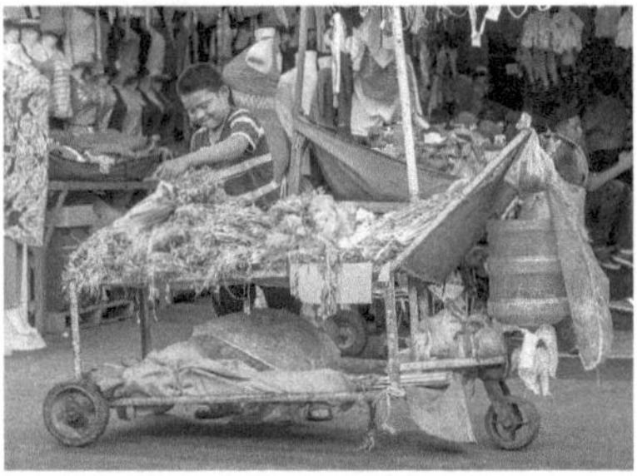

*Verdure* [i30]

## Utile sapere

**Modelli dietetici principali**

Il regime alimentare predominante, ad esempio vegetariano, vegano, mediterraneo, che viene documentato nel protocollo per analizzare l'influenza della forma alimentare sui disturbi reumatici.

**Parametri demografici**

Caratteristiche personali come età, sesso e livello di attività, che vengono registrate nel protocollo alimentare per personalizzare l'analisi nutrizionale e considerare l'influenza di questi fattori sulle malattie reumatiche.

## Esempio di distribuzione di una dieta antinfiammatoria

Assunzione giornaliera tipica di gruppi alimentari.

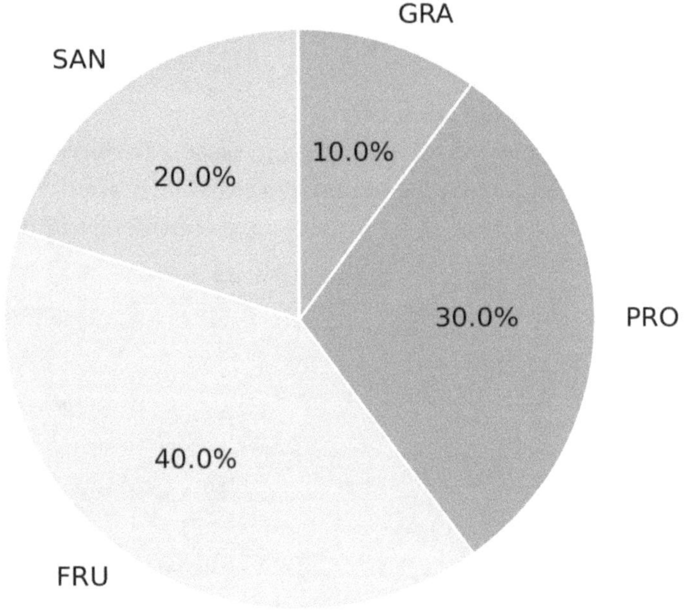


FRU: Frutta e verdura

GRA: Cereali integrali

PRO: Proteine magre (pesce, pollame, fagioli)

SAN: Grassi sani (olio d'oliva, noci, semi)

Questo grafico rappresenta un esempio di dieta antinfiammatoria incentrata su alimenti integrali. L'elevata percentuale di frutta e verdura fornisce antiossidanti e fibre. I grassi sani contribuiscono a ridurre l'infiammazione, mentre le proteine magre supportano la riparazione dei tessuti. Ridurre al minimo gli alimenti trasformati e gli zuccheri aiuta a controllare i fattori scatenanti dell'infiammazione. Le esigenze individuali variano e si consiglia di consultare un dietologo per un consiglio dietetico personalizzato.

## Diario dei sintomi

Un diario dei sintomi serve alla registrazione sistematica dei disturbi nel corso del tempo e integra le informazioni del protocollo alimentare. Attraverso la documentazione parallela dell'assunzione di cibo e delle reazioni fisiche o emotive, è possibile rivelare potenziali correlazioni tra alimentazione e benessere. Annotate il tipo, l'intensità e la durata dei sintomi, nonché il momento della loro comparsa. Le voci possibili includono, tra l'altro, dolori, gonfiori, rigidità delle articolazioni, stanchezza o disturbi digestivi. Anche stati psicologici, come depressione o ansia, possono essere registrati e considerati in relazione all'alimentazione [s70]. Un consumo regolare di pesce potrebbe, ad esempio, avere un effetto positivo sulla salute mentale, essendo associato a un rischio di depressione più basso associato [s70]. La documentazione nel diario dei sintomi dovrebbe idealmente avvenire su un periodo prolungato, per riconoscere schemi e tendenze. In questo modo, potrete ad esempio verificare se determinati alimenti sono regolarmente correlati alla comparsa dei vostri disturbi. Queste informazioni sono preziose per apportare modifiche alimentari individuali insieme a un medico o a un nutrizionista e ottimizzare la terapia. La combinazione di diario alimentare e diario dei sintomi offre quindi una base dati completa per l'analisi della vostra situazione individuale e vi supporta nella gestione attiva della vostra salute. La valutazione regolare di entrambi i protocolli vi aiuterà a beneficiare a lungo termine di un'alimentazione adattata alle vostre esigenze.

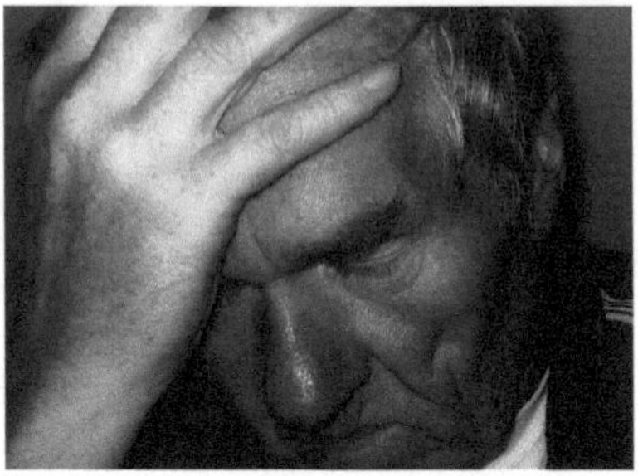

*Stanchezza* [i31]

## Utile sapere

**Associato**

Collegamento tra un determinato alimento (ad es. pesce) e un aspetto della salute (ad es. rischio di depressione), basato su studi.

**Correlazione**

Relazione tra il consumo di determinati alimenti e la comparsa o l'intensità dei disturbi reumatici.

## Correlazione tra gravità dei sintomi e dieta

Correlazione tra l'aderenza a una dieta antinfiammatoria e la gravità dei sintomi nel tempo.

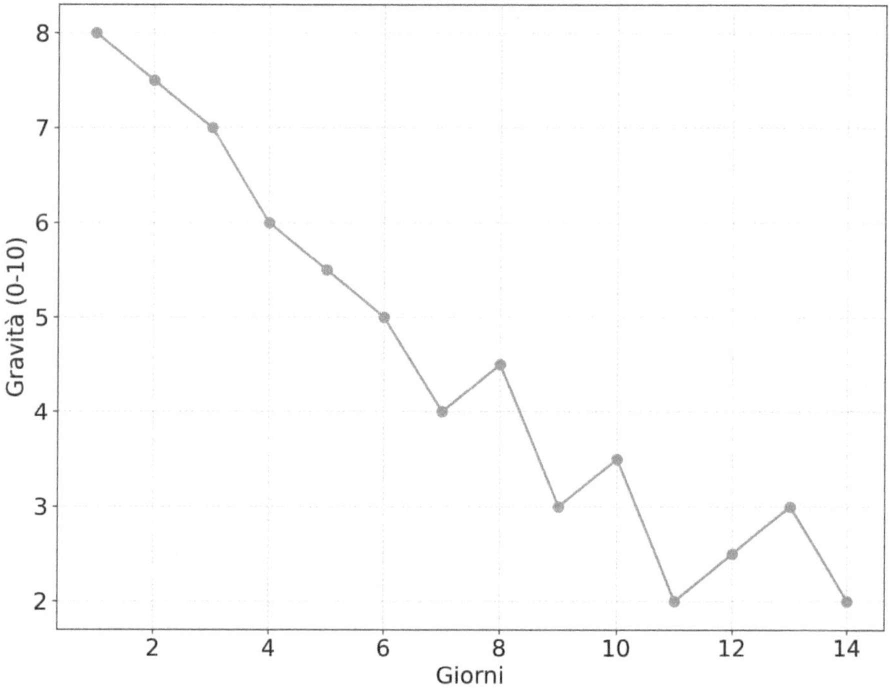


Il grafico indica una potenziale correlazione inversa tra l'aderenza a una dieta antinfiammatoria e la gravità dei sintomi. Con l'aumentare dell'aderenza alla dieta, la gravità dei sintomi sembra diminuire, suggerendo che la dieta potrebbe avere un impatto positivo sulla gestione dei sintomi delle malattie reumatiche. Tuttavia, è necessario considerare ulteriori analisi e potenzialmente altri fattori che influenzano i sintomi.

## Bilancio dei nutrienti

Il bilancio dei nutrienti, ovvero il rapporto tra l'apporto e il fabbisogno di nutrienti, influisce in modo significativo sul decorso delle malattie reumatiche. Un protocollo alimentare aiuta ad analizzare questo bilancio e, se necessario, ad adattarlo. Come dimostrano gli studi, molti pazienti reumatici non raggiungono gli apporti raccomandati di importanti macronutrienti e micronutrienti [s71]. In particolare, l'apporto di fibre, garantito dal consumo di frutta, verdura e prodotti integrali, è spesso insufficiente [s71]. Un'analisi dell'apporto di nutrienti può essere effettuata utilizzando software specifici che calcolano l'apporto giornaliero di grassi, fibre e vitamina D [s72]. In questo modo è possibile verificare se l'apporto individuale di nutrienti corrisponde alle linee guida. Anche se i pazienti ricevono raccomandazioni generali sull'alimentazione, spesso manca una consulenza dettagliata e personalizzata per un'ottimale fornitura di nutrienti [s71]. Un protocollo alimentare strutturato, che oltre a cibi, quantità e metodi di preparazione include anche informazioni sulle intolleranze, fornisce una solida base per tale consulenza. Diari alimentari settimanali, utilizzati ad esempio nell'ambito di studi, consentono un monitoraggio continuo dell'apporto di nutrienti e della compliance dietetica [s72]. Attraverso la valutazione regolare del protocollo e l'adattamento dell'alimentazione alle esigenze individuali, i pazienti possono ottimizzare il loro bilancio dei nutrienti e influenzare positivamente il decorso della malattia. Le esperienze dei pazienti con le interventi nutrizionali, come ad esempio le barriere e i fattori facilitatori, possono essere raccolte anche tramite gruppi di discussione e utilizzate per migliorare la consulenza individuale [s73]. Un tale intervento dietetico può dimostrare di migliorare l'apporto di nutrienti e l'aderenza alla dieta [s72]. Un esempio sarebbe lo sviluppo di un piano alimentare individuale basato sul protocollo alimentare, che tenga conto sia delle esigenze nutrizionali che delle preferenze personali del paziente.

## Utile sapere

### Fibre

Le fibre, presenti in frutta, verdura e prodotti integrali, favoriscono una flora intestinale sana e possono ridurre le infiammazioni. Nel protocollo alimentare dovrebbero essere documentati gli alimenti ricchi di fibre per garantire un apporto adeguato e supportare l'effetto positivo sulla salute intestinale.

### Intervento dietetico

Un intervento dietetico è una misura mirata per modificare le abitudini alimentari. Il protocollo alimentare fornisce la base per un intervento dietetico personalizzato, adattato alle esigenze individuali e al decorso della malattia. Attraverso la documentazione delle abitudini alimentari e dei successi ottenuti, è possibile valutare l'efficacia dell'intervento e, se necessario, apportare modifiche.

### Macronutrienti

I macronutrienti come carboidrati, proteine e grassi forniscono energia e sono importanti per la costruzione del corpo. Un apporto equilibrato di questi nutrienti nell'ambito di un protocollo alimentare può contribuire a regolare i processi infiammatori nel corpo e garantire l'apporto di elementi essenziali.

## Assunzione di nutrienti di esempio rispetto all'obiettivo

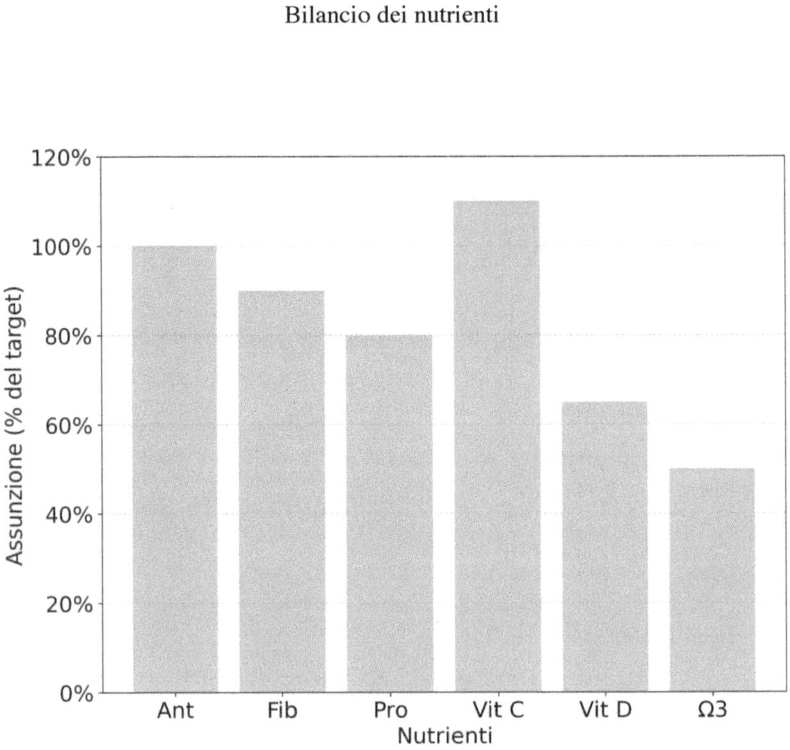


Ω3: Acidi grassi Omega-3

Fib: Fibre

Vit C: Vitamina C

Ant: Antiossidanti

Pro: Proteine

Vit D: Vitamina D

Questo grafico rivela potenziali carenze di acidi grassi Omega-3 e vitamina D, entrambi importanti per la gestione dell'infiammazione. Mentre l'assunzione di fibre è buona, aumentarla ulteriormente potrebbe fornire ulteriori benefici. L'assunzione di proteine appare leggermente al di sotto dell'obiettivo, il che potrebbe richiedere un intervento a seconda delle esigenze individuali e dei livelli di attività. Nel complesso, questa visualizzazione evidenzia le aree per le modifiche alla dieta per supportare meglio la salute delle articolazioni e gestire le condizioni reumatiche.

**Consigli concreti**

- Collega il tuo diario alimentare a un diario visivo. Fotografa i tuoi pasti per ricostruire più facilmente le quantità e le composizioni in seguito.
- Utilizza la funzione di memo vocale del tuo smartphone per annotare rapidamente e facilmente le note sui pasti nella vita quotidiana.
- Valuta la tua sensazione di sazietà dopo ogni pasto su una scala da 1 a 10 e annota questo valore nel diario, per comprendere meglio il tuo senso di fame.
- Crea un "semaforo alimentare" personale nel diario. Contrassegna gli alimenti che ti fanno bene con il verde, quelli che ti fanno meno bene con il giallo e quelli che provocano disturbi con il rosso.
- Utilizza simboli nel diario per pasti o ingredienti ricorrenti, per risparmiare tempo e aumentare la chiarezza.
- Appendi il tuo diario alimentare in un luogo ben visibile in cucina, per ricordarti quotidianamente i tuoi obiettivi e non dimenticare la documentazione.
- Analizza il tuo diario alimentare settimanalmente alla ricerca di schemi. Quali gruppi alimentari predominano? Ci sono giorni con un numero insolitamente alto o basso di calorie?
- Confronta il tuo diario alimentare con il tuo calendario. C'è una correlazione tra fasi di stress e determinate abitudini alimentari?
- Premiati per la costante tenuta del diario alimentare, ad esempio con un bagno rilassante o un buon libro.
- Chiedi a una persona fidata di rivedere regolarmente il tuo diario alimentare con te e di darti un feedback.
- Rendi il tuo diario alimentare creativo. Usa colori diversi, adesivi o disegni per renderlo più personale e motivante.

## 3. 2 Pianificazione dei pasti

Un cambiamento alimentare in caso di malattie reumatiche richiede pianificazione. Questo capitolo mostra come pianificare strategicamente i pasti per facilitare l'adozione di una dieta antinfiammatoria e superare ostacoli tipici come la mancanza di tempo o acquisti impulsivi poco salutari. Consideriamo le vostre esigenze e preferenze individuali per ottenere successi a lungo termine. Scoprite come una pianificazione dei pasti ben strutturata può influenzare positivamente la vostra alimentazione e il vostro benessere.

*Un cambiamento alimentare efficace nelle malattie reumatiche richiede non solo la pianificazione dei pasti, ma anche l'organizzazione della dispensa, per poter accedere rapidamente e facilmente a cibi adatti, soprattutto durante le fasi acute della malattia.*

## Creare un piano settimanale

Un piano settimanale strutturato facilita l'implementazione di un cambiamento alimentare in caso di malattie reumatiche. La pianificazione non solo aiuta nella scelta degli alimenti appropriati, ma anche nell'organizzazione della preparazione dei pasti [s74]. Iniziate con un'analisi delle vostre preferenze e abitudini. Quali alimenti vi piacciono e quali tollerate bene? Quali metodi di preparazione preferite? Integrate queste informazioni nel vostro piano per rendere il cambiamento sostenibile nel lungo periodo. Un piano settimanale dovrebbe includere una varietà di alimenti antinfiammatori [s75]. Frutta e verdura fresche, cereali integrali, legumi e grassi sani costituiscono una buona base. Questa combinazione può essere paragonata alla tradizionale mediterranen_ernaehrung, che è anch'essa ricca di questi componenti [s76]. Considerate quali alimenti potreste non tollerare e cercate di evitarli [s75]. Alimenti trasformati, alimenti ad alto contenuto di sale, oli, burro, zucchero e prodotti animali possono intensificare i sintomi e dovrebbero essere ridotti [s75]. Pianificate i vostri pasti per l'intera settimana in anticipo. Questo può aiutarvi a evitare acquisti impulsivi di alimenti poco salutari. Create una lista della spesa basata sul vostro piano, per evitare acquisti superflui e avere a disposizione gli alimenti necessari [s76]. Potete anche cucinare in grandi quantità e congelare gli avanzi per risparmiare tempo [s74]. Se avete bambini, coinvolgeteli nella preparazione dei pasti. Questo rende la cucina un'attività condivisa e può aumentare l'accettazione del cambiamento alimentare da parte dei bambini [s74]. La pianificazione dei pasti può anche facilitare l'integrazione di nahrungsergaenzungsmittel, se raccomandati dal vostro medico [s75]. Un piano pasti di 2 settimane, come utilizzato in alcune interventi, può servire da ispirazione e base per la propria pianificazione [s76]. Adattatelo alle vostre esigenze e preferenze individuali. Stabilite obiettivi realistici per migliorare la qualità della vostra alimentazione e verificate regolarmente i vostri progressi [s76]. Un diario alimentare può aiutarvi a documentare i vostri progressi e analizzare la vostra alimentazione. In questo modo, potrete ad esempio verificare se assumete sufficienti nutrienti essenziali e se ci sono alimenti che influenzano i vostri sintomi.

### Utile sapere

**Diario alimentare**

Un diario alimentare aiuta a documentare l'alimentazione e a riconoscere le correlazioni tra alimenti e sintomi reumatici. Può anche essere utilizzato per controllare l'assunzione di nutrienti e adattare di conseguenza l'alimentazione.

## Tempo di preparazione settimanale dei pasti

Tempo impiegato per la preparazione di pasti antinfiammatori.

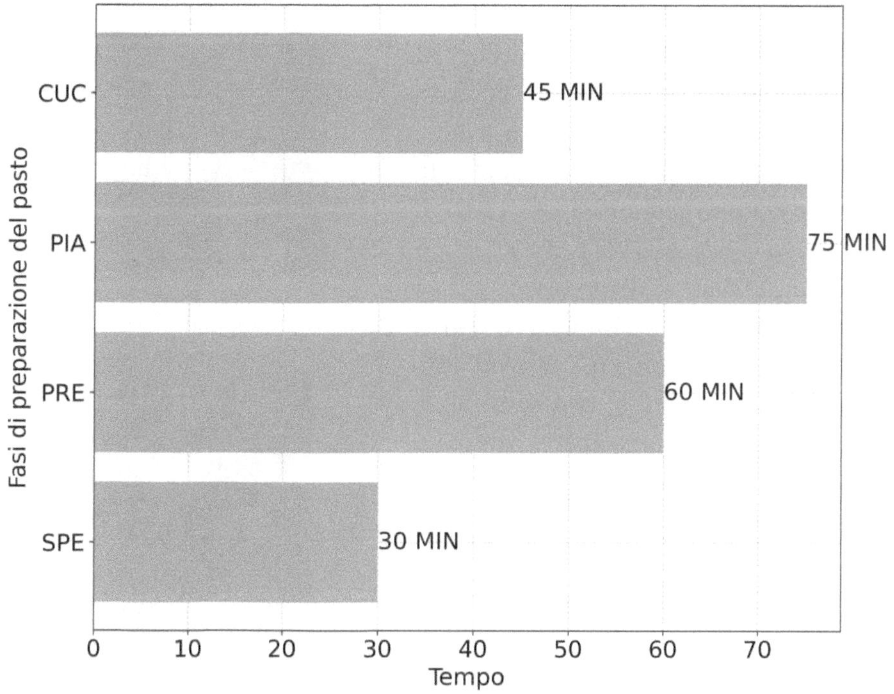


CUC: Cottura

PIA: Pianificazione

PRE: Preparazione

SPE: Spesa

Il grafico evidenzia i diversi impegni di tempo per le diverse fasi di preparazione dei pasti. La pianificazione e la spesa richiedono molto più tempo rispetto alla cottura vera e propria, il che suggerisce l'importanza di un'organizzazione efficiente. La preparazione degli ingredienti in anticipo riduce significativamente i tempi di cottura, promuovendo l'aderenza a una dieta sana.

## Compilare la lista della spesa

La creazione di una lista della spesa è un passo importante per attuare il cambiamento alimentare nelle malattie reumatiche nella vita quotidiana. Invece di annotare solo gli alimenti, la lista dovrebbe considerare specificamente i pasti stabiliti nel piano settimanale. In questo modo si garantisce che tutti gli ingredienti necessari per i piatti pianificati siano disponibili e si evitano acquisti impulsivi non pianificati, potenzialmente sfavorevoli. Una lista della spesa ben strutturata può essere ordinata per categorie alimentari, per facilitare il processo di acquisto e mantenere la chiarezza. Così troverete più rapidamente i prodotti desiderati al supermercato, ad esempio suddividendo la lista in categorie come frutta e verdura, prodotti freschi, alimenti secchi e surgelati. Quando create la lista, assicuratevi che si adatti al vostro piano alimentare individuale e alle vostre esigenze. Mentre una persona che preferisce la mediterrane_ernaehrungsweise avrà molta frutta fresca, verdura, legumi e cereali integrali nella sua lista, qualcuno che si concentra su alimenti antinfiammatori darà priorità a pesce grasso, noci e semi [s77] [s78]. Oltre agli alimenti del piano settimanale, dovrebbero essere inclusi anche alimenti di base come spezie, oli e bevande. Inoltre, la lista della

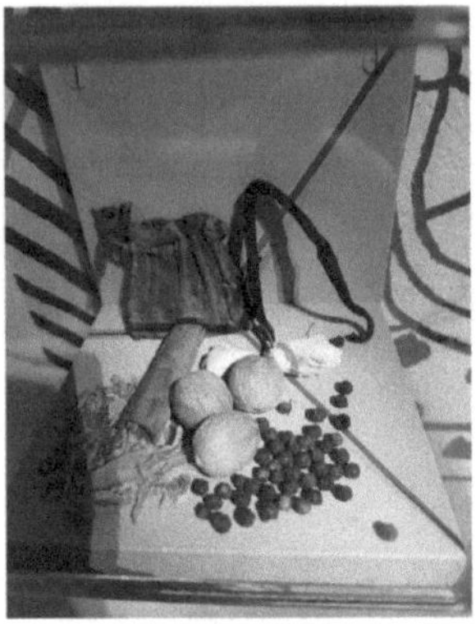

*Spezie* [i32]

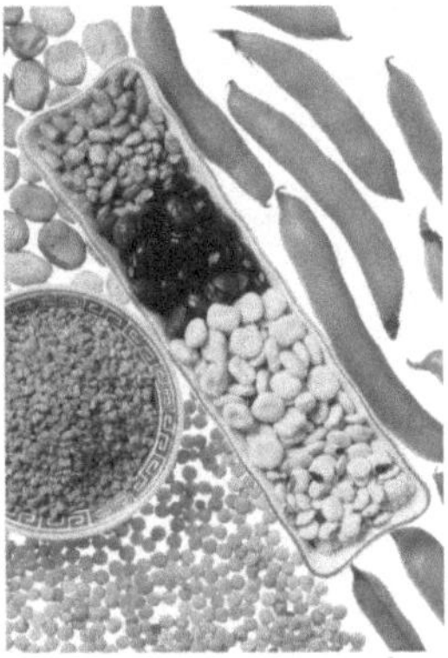

*Legumi* [i33]

spesa può servire anche come base per l'organizzazione del frigorifero e delle dispense. Posizionando gli alimenti frequentemente utilizzati in modo ben visibile e a portata di mano, faciliterete la preparazione dei pasti e promuoverete così il rispetto a lungo termine del vostro piano alimentare. Considerare i prodotti di stagione può non solo aumentare la varietà nel menu, ma spesso anche far risparmiare. Annotate le quantità sulla lista della spesa per evitare acquisti eccessivi e sprechi alimentari, assicurandovi al contempo che ci siano ingredienti sufficienti per l'intera settimana. Una lista della spesa ben pensata minimizza quindi non solo il tempo speso al supermercato, ma supporta anche l'attuazione di un'alimentazione sana e adeguata alle esigenze nelle malattie reumatiche.

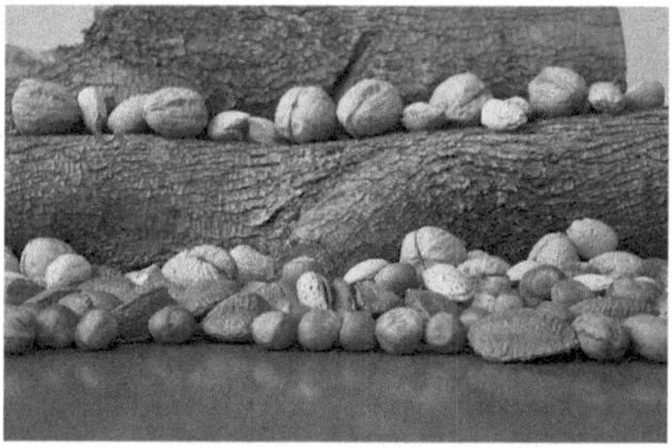

*Noci* [i34]

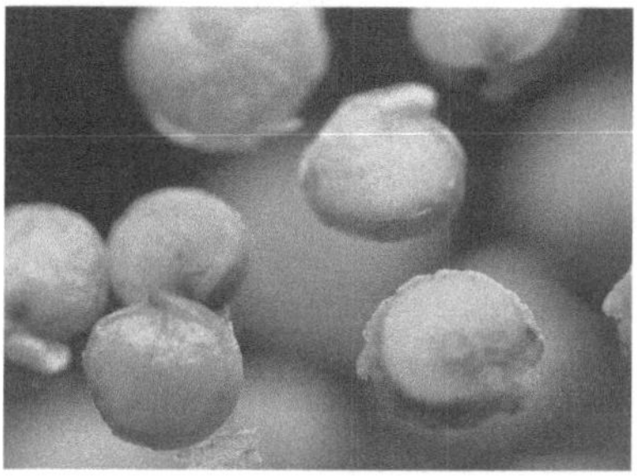

*Prodotti integrali* [i35]

## Utile sapere

### Alimenti antinfiammatori

Alimenti antinfiammatori come pesce grasso (salmone, sgombro), noci, semi e bacche contengono nutrienti che possono inibire i processi infiammatori nel corpo. Il loro consumo regolare può contribuire ad alleviare i disturbi reumatici.

## Distribuzione della dieta antinfiammatoria

Visualizzazione della distribuzione dei gruppi alimentari per una dieta antinfiammatoria.

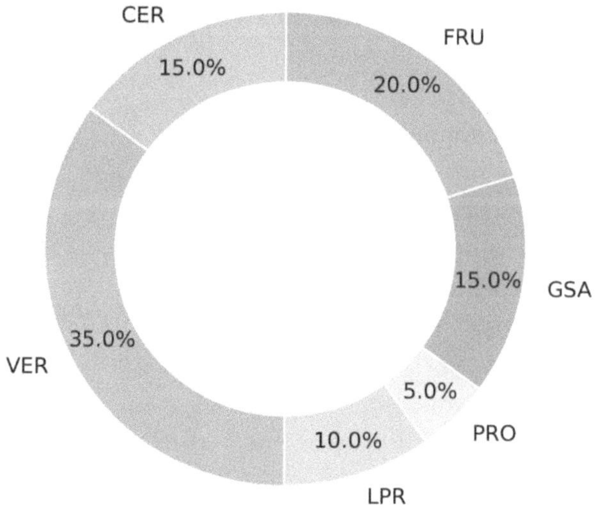


CER: Cereali Integrali

FRU: Frutta

GSA: Grassi Sani

LPR: Proteine Magre

PRO: Alimenti trasformati/Zuccheri raffinati

VER: Verdure

Questo grafico sottolinea l'importanza della varietà in una dieta antinfiammatoria. Mentre le verdure occupano una porzione significativa, concentrarsi su frutta, cereali integrali e grassi sani è fondamentale per un'alimentazione equilibrata e per massimizzare i potenziali benefici antinfiammatori. Le fonti di proteine magre contribuiscono moderatamente, garantendo un apporto proteico sufficiente senza un consumo eccessivo. Ridurre al minimo gli alimenti trasformati e gli zuccheri raffinati, come si riflette nella loro minore rappresentazione, è fondamentale per gestire l'infiammazione.

## Organizzare le scorte

Organizzare le scorte: Una pianificazione accurata delle scorte contribuisce in modo significativo all'attuazione del piano alimentare e può ridurre lo sforzo in cucina, soprattutto durante le fasi di malattia [s79]. Iniziate con un inventario degli alimenti disponibili. Controllate le date di scadenza e eliminate i prodotti scaduti. Successivamente, potete ordinare gli alimenti rimanenti per categorie, come cereali, conserve, prodotti secchi o surgelati. Conservate gli alimenti in contenitori trasparenti e etichettati per mantenere l'ordine e facilitare il ritrovamento. Una disposizione chiara nella dispensa – prodotti frequentemente utilizzati a portata di mano, quelli usati raramente più indietro – facilita il lavoro quotidiano in cucina. Aggiungete il vostro inventario con un elenco degli alimenti di cui avete bisogno regolarmente e che sono adattati alle vostre esigenze nutrizionali. Integrateli nel vostro piano di acquisto per avere sempre ingredienti sufficienti per i vostri pasti. In questo modo eviterete

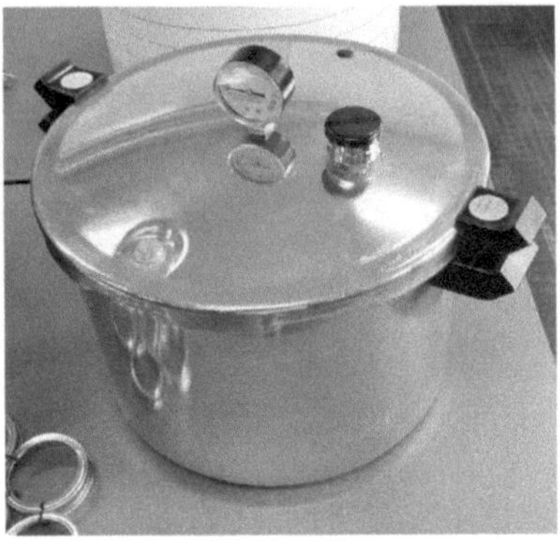

*Conserve* [i36]

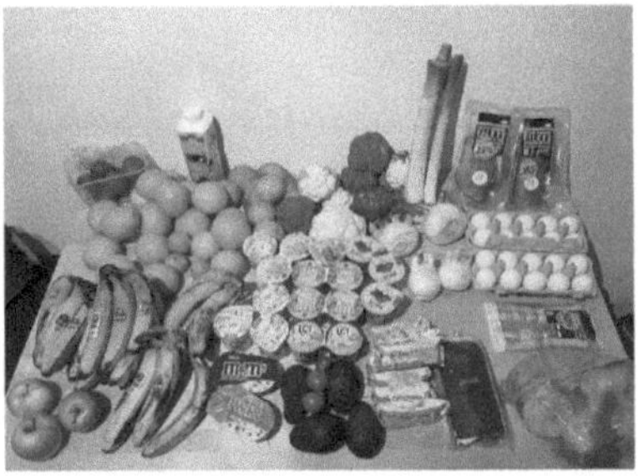

*spreco alimentare* [i37]

acquisti non pianificati e ridurrete allo stesso tempo alimentare. Per le persone con malattie r particolarmente consigliabile accumul che possono essere preparati rap facilmente, per garantire pasti nutrient giorni di forte disagio [s79]. Una s verdure surgelate, legumi precotti o pas consente di preparare un pasto completo con un minimo sf cucinare grandi quantità in anticipo e congelare porzi risparmiare tempo e ridurre il carico durante le fasi malattia.

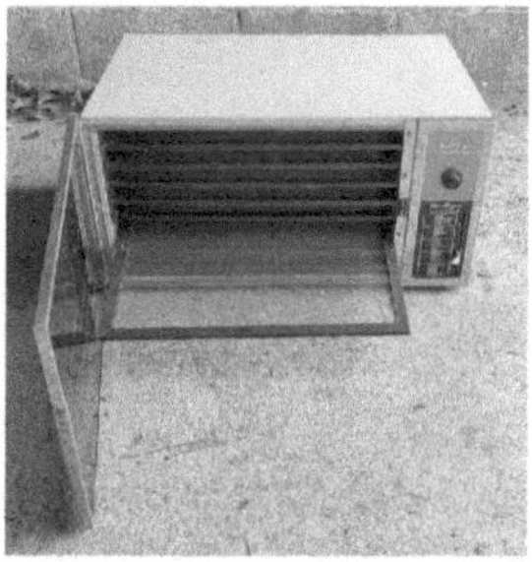

*Prodotti secchi* [i38]

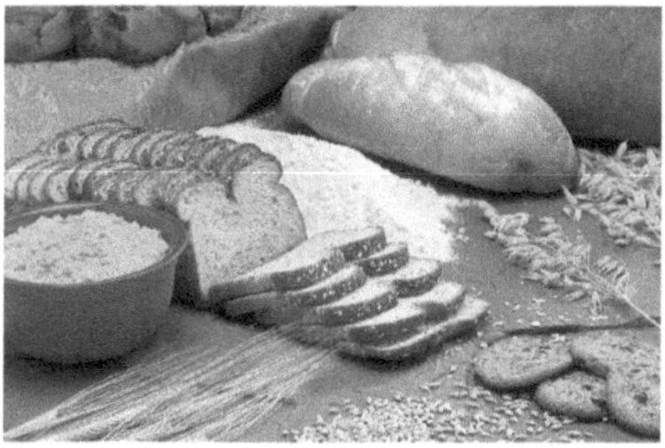

*Prodotti a base di cereali* [i39]

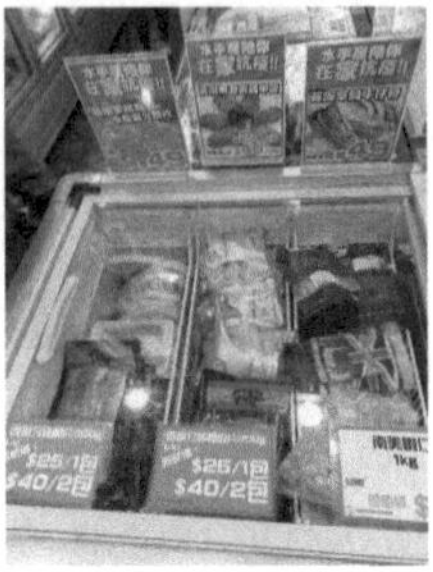

*Cibo surgelato* [i40]

## Utile sapere

**Date di scadenza**

Controllare regolarmente le date di scadenza degli alimenti è importante per evitare cibi deteriorati e garantire la sicurezza alimentare. Nel contesto della nutrizione per malattie reumatiche, questo è particolarmente rilevante, poiché un sistema immunitario indebolito può reagire in modo più vulnerabile ai cibi deteriorati.

**Inventario**

Un inventario delle scorte alimentari aiuta a mantenere il controllo sugli alimenti disponibili e a evitare acquisti duplicati. È il primo passo per ottimizzare la gestione delle scorte e contribuisce a ridurre lo spreco alimentare. Nelle malattie reumatiche, supporta la pianificazione dei pasti che soddisfano le esigenze nutrizionali individuali e che sono anche veloci e facili da preparare.

## Inventario alimentare e pianificazione dei pasti per diete antinfiammatorie

Priorità degli alimenti antinfiammatori in base alla durata di conservazione e alla quantità richiesta.

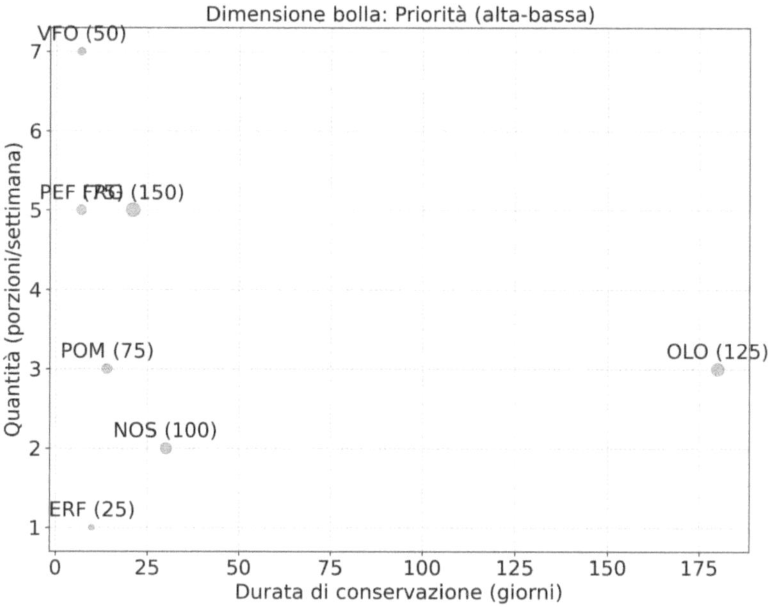


Blasengröße: Priorità (Alta-Bassa)

ERF: Erbe fresche

NOS: Noci/Semi

PEF: Pesce fresco

VFO: Verdure a foglia

FRG: Frutti di bosco congelati

OLO: Olio d'oliva

POM: Pomodori

Gli alimenti con una maggiore durata di conservazione e quantità richieste più elevate sono prioritari. Le verdure a foglia verde, sebbene importanti, richiedono un rifornimento frequente a causa della loro breve durata di conservazione. Le bacche congelate offrono un buon equilibrio tra lunga durata di conservazione e alto valore nutrizionale. Dare priorità a cibi come questi può semplificare la pianificazione dei pasti e ridurre gli sprechi alimentari per le persone che seguono una dieta antinfiammatoria.

**Consigli concreti**

- Trasforma la pianificazione dei tuoi pasti in un'esperienza visiva. Crea un pannello con immagini di piatti che ti ispirano.
- Presenta i tuoi pasti in modo accattivante, anche se cucini solo per te stesso. L'occhio vuole la sua parte e aumenta il piacere.
- Organizza una serata di cucina con amici o familiari che sono interessati a un cambiamento alimentare. Scambia ricette e idee.
- Partecipa a un corso di cucina focalizzato sulla sana alimentazione. Impara nuovi metodi di preparazione e scopri alimenti sconosciuti.
- Intraprendi un viaggio culinario. Prova ogni settimana una nuova ricetta con ingredienti antinfiammatori.
- Collega la pianificazione dei tuoi pasti a un bel rituale. Accendi una candela, ascolta la tua musica preferita o apparecchia la tavola in modo particolarmente carino.
- Integra la pianificazione dei tuoi pasti nel tuo mondo digitale. Utilizza un'app o una piattaforma online per creare i tuoi piani settimanali e gestire le liste della spesa.
- Premiati per i tuoi successi nella pianificazione dei pasti. Concediti, ad esempio, una serata di relax o un piccolo regalo.
- Trasforma gli avanzi in nuovi piatti. In questo modo eviti lo spreco alimentare e risparmi tempo nella pianificazione dei pasti.
- Pianifica i tuoi pasti in modo flessibile. Lascia spazio per inviti spontanei o eventi imprevisti.
- Prepara nel fine settimana grandi quantità di alimenti di base, come legumi cotti o verdure saltate.

## 3. 3 Applicazione nella vita quotidiana

L'attuazione di una dieta antinfiammatoria nella vita quotidiana per le malattie reumatiche presenta molte sfide. Dalla ristorazione fuori casa a situazioni sociali fino alla gestione dello stress, molti fattori influenzano l'alimentazione e possono compromettere il successo. Questo capitolo mette in luce gli ostacoli tipici e offre strategie concrete per l'attuazione pratica. Scoprite come ottimizzare in modo sostenibile la vostra alimentazione e migliorare la vostra qualità della vita.

*La pianificazione anticipata e decisioni consapevoli sono la chiave per un cambiamento alimentare di successo, soprattutto fuori casa, dove si nascondono tentazioni e porzioni più abbondanti.*

## Ristorazione fuori casa

La ristorazione fuori casa rappresenta una situazione particolare nelle malattie reumatiche. Gli alimenti che favoriscono l'infiammazione possono intensificare il dolore e la rigidità. Pertanto, è importante una scelta consapevole dei cibi. I pasti pronti e il fast food contengono spesso acidi grassi saturi e zuccheri, che possono avere un effetto infiammatorio. Focalizzatevi invece su ingredienti freschi e piatti ricchi di verdure, frutta e cereali integrali. Questi forniscono vitamine, minerali e antiossidanti essenziali che supportano il corpo. Anche la dimensione delle porzioni gioca un ruolo: al di fuori della propria cucina, si tende a scegliere porzioni più grandi. Ordinare porzioni più piccole o condividere un piatto con qualcuno è una buona strategia. Pianificate i vostri pasti in anticipo per evitare decisioni impulsive e poco salutari. Portate con voi, tra l'altro, un'insalata, bastoncini di verdura con hummus o un pane integrale con affettato magro per il lavoro o in viaggio. In questo modo, mantenete il controllo sugli ingredienti e sulle dimensioni delle porzioni. Questo è particolarmente utile durante appuntamenti o gite. La autoregolazione è importante nella vita quotidiana, specialmente fuori casa, dove distrazioni e stanchezza possono rendere più difficile il controllo di sé. Un'alta motivazione intrinseca e la fiducia nelle proprie capacità di fare scelte salutari (auto-efficacia) sono fattori decisivi. Concentratevi sui vostri obiettivi e visualizzate l'effetto positivo di una dieta sana sul vostro corpo e sul vostro benessere.

## Utile sapere

**Auto-efficacia**

L'auto-efficacia descrive la convinzione di una persona di poter eseguire con successo le azioni desiderate grazie alle proprie capacità. Nelle malattie reumatiche, l'auto-efficacia rafforza la fiducia nel gestire con successo i cambiamenti alimentari nella vita quotidiana e nel raggiungere effetti positivi sulla salute.

**Autoregolazione**

Nelle malattie reumatiche, l'autoregolazione è fondamentale per l'attuazione delle linee guida alimentari nella vita quotidiana. Aiuta a resistere alle tentazioni e a gestire con successo il cambiamento alimentare a lungo termine. L'autoregolazione supporta la scelta consapevole degli alimenti e il controllo delle dimensioni delle porzioni, il che è particolarmente importante nelle malattie infiammatorie.

**Motivazione intrinseca**

La motivazione intrinseca, ovvero la motivazione che proviene da dentro, gioca un ruolo importante nel cambiamento alimentare a lungo termine. Aiuta a implementare in modo coerente la dieta nelle malattie reumatiche e a stabilire cambiamenti positivi nella vita quotidiana.

**Ristorazione fuori casa**

Pianificare i pasti in anticipo può aiutare a mantenere il controllo sull'alimentazione nelle malattie reumatiche, specialmente quando si mangia fuori casa. Questo consente di scegliere alimenti antinfiammatori e di evitare opzioni poco salutari.

## Opzioni Anti-Infiammatorie Adatte per Mangiare Fuori

Distribuzione delle opzioni di pasto adatte per mangiare fuori con condizioni reumatiche.

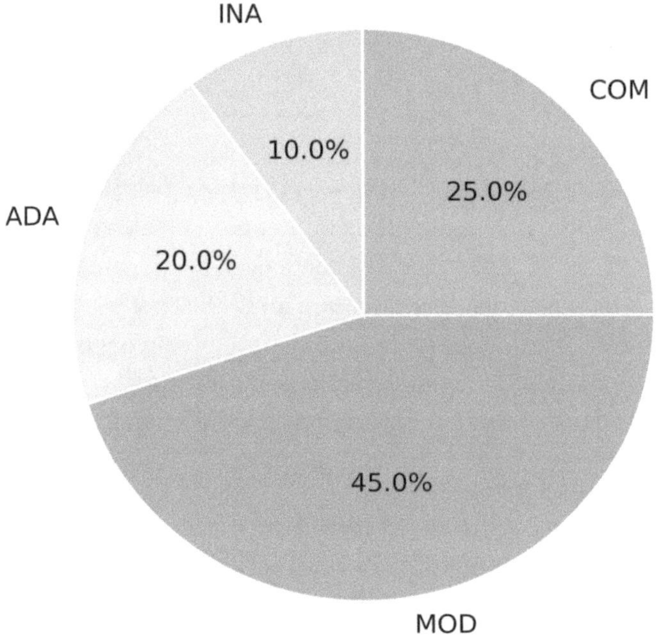


ADA: Adatto e Disponibile

INA: Inadatto/Richiede Modifiche Importanti

COM: Compromesso/Opzioni Limitate

MOD: Adatto con Modifiche

Questo grafico evidenzia le difficoltà nel mantenere una dieta antinfiammatoria quando si mangia fuori. Trovare opzioni adatte spesso richiede un'attenta pianificazione e selezione. Mentre alcuni ristoranti offrono scelte antinfiammatorie prontamente disponibili, sono spesso necessarie modifiche o compromessi. Sottolinea l'importanza di essere preparati e informati sulle opzioni del menu per gestire efficacemente le condizioni reumatiche.

## Gestire le situazioni sociali

L'interazione sociale è un aspetto importante della vita con una malattia reumatica. Contatti sociali positivi favoriscono il benessere e possono supportare la gestione della malattia [s80]. Un ambiente sociale stabile può rafforzare la resilienza di fronte a stress fisici e psicologici [s81]. Al contrario, la isolamento sociale può avere effetti negativi sul sistema immunitario e sui processi infiammatori [s80]. Pertanto, è importante mantenere le relazioni con familiari e amici. Una conversazione aperta sulla malattia e sui suoi effetti può promuovere la comprensione e il supporto nella vita quotidiana. Lo scambio con altre persone colpite può essere utile per condividere esperienze e motivarsi a vicenda. I gruppi di autoaiuto o i forum online offrono l'opportunità di entrare in contatto con persone in situazioni simili. I contatti sociali hanno un effetto positivo sulla salute mentale, il che può influenzare la percezione del dolore e l'attività della malattia [s81]. Anche il rapporto con il medico gioca un ruolo importante: una relazione di fiducia tra medico e paziente favorisce la collaborazione attiva e facilita l'attuazione del piano terapeutico [s81]. Parlate apertamente con il vostro medico delle vostre esigenze e preoccupazioni per sviluppare insieme la migliore strategia di trattamento possibile. Ad esempio, potete discutere insieme quali adattamenti nella vita quotidiana sono necessari per continuare a partecipare ad attività sociali nonostante i disturbi reumatici. Accordi concreti possono aiutare a gestire le situazioni sociali con maggiore sicurezza.

## Utile sapere

**Isolamento sociale**

L'isolamento sociale, ovvero la mancanza di contatti e interazioni sociali, può portare a un peggioramento dell'andamento della malattia nelle malattie reumatiche. Può indebolire il sistema immunitario e intensificare i processi infiammatori, influenzando negativamente il cambiamento alimentare, poiché manca la motivazione e il supporto.

**Relazione medico-paziente**

Una relazione di fiducia tra medico e paziente è fondamentale per il successo della terapia nutrizionale nelle malattie reumatiche. Una comunicazione aperta e una decisione condivisa favoriscono la motivazione del paziente e consentono un adattamento individuale delle linee guida nutrizionali alle esigenze personali e all'andamento della malattia.

**Resilienza**

La resilienza descrive la capacità di riprendersi dalle battute d'arresto e di mantenere una sensazione di vita positiva nonostante le difficoltà, come ad esempio una malattia reumatica. Un atteggiamento resiliente può essere promosso attraverso strategie mirate, come la meditazione mindfulness o il dialogo interiore positivo, e supporta l'attuazione delle linee guida nutrizionali nella vita quotidiana.

## Difficoltà con le diete anti-infiammatorie

Frequenza di situazioni sociali difficili

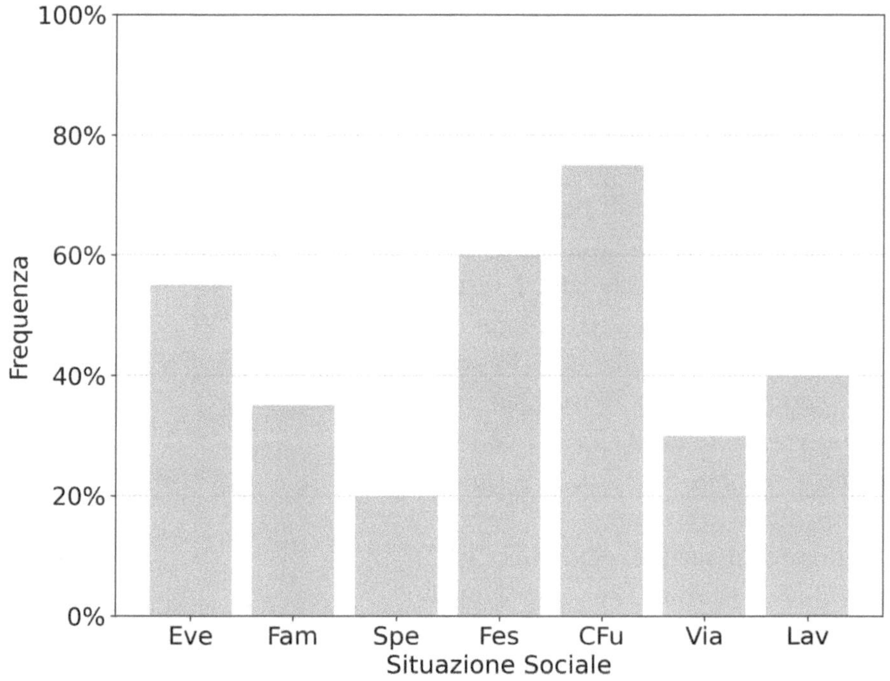


CFu: Mangiare Fuori

Fam: Pasti in Famiglia

Lav: Pranzi di Lavoro

Via: Viaggiare

Eve: Eventi Sociali

Fes: Feste

Spe: Spesa al Supermercato

Mangiare fuori casa rappresenta la sfida più significativa, seguita da riunioni festive ed eventi sociali. Anche i pranzi di lavoro e i pasti in famiglia presentano moderate difficoltà. Ciò evidenzia la necessità di strategie per gestire queste situazioni nel rispetto delle linee guida dietetiche.

## Gestione dello stress

Lo stress influisce sul decorso delle malattie reumatiche. Lo stress cronico può intensificare i processi infiammatori e aggravare il dolore [s82]. Al contrario, le tecniche di rilassamento possono contribuire a ridurre gli ormoni dello stress e migliorare il benessere. Un aspetto importante della gestione dello stress è un sonno adeguato. I disturbi del sonno aggravano il dolore e la fatica, il che può aumentare lo stress. Un orario di sonno fisso e un ritmo sonno-veglia regolare favoriscono un sonno ristoratore. Anche l'attività fisica aiuta a ridurre lo stress e migliorare la qualità del sonno [s82]. Integrare sessioni di movimento regolari – adattate alle proprie capacità fisiche – nella vita quotidiana. Anche attività moderate come passeggiate, yoga o nuoto possono avere effetti positivi. Esercizi di consapevolezza, come la meditazione o le tecniche di respirazione, aiutano a fermarsi nella vita quotidiana e a ridurre le reazioni allo stress. Trova un metodo che ti si addice e praticalo regolarmente per beneficiare a lungo termine degli effetti positivi. Anche i contatti sociali e le emozioni positive hanno un effetto riduttivo sullo stress [s82]. Coltiva le tue relazioni sociali e cerca attivamente momenti di gioia nella vita quotidiana. Una passeggiata con amici, un bagno rilassante o la lettura di un buon libro – tutto ciò può aiutare a ridurre lo stress e

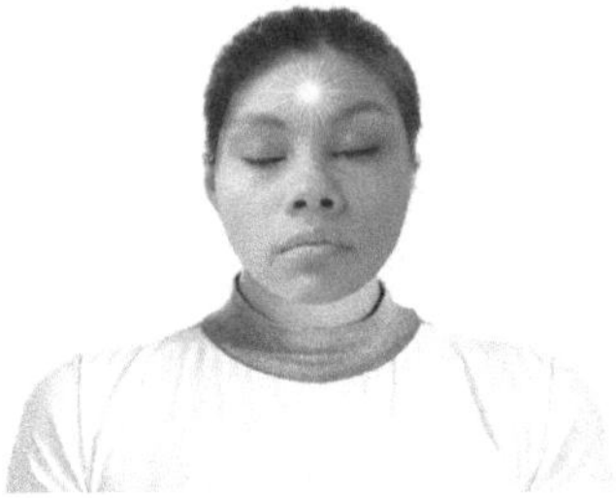

*Meditazione* [i41]

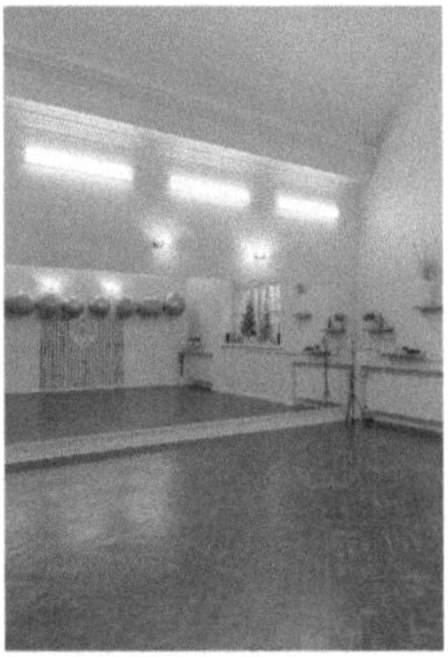

*Yoga* [i42]

migliorare l'umore. Sviluppa strategie individuali per la gestione dello stress che si adattino al tuo stile di vita e ti facciano bene. Se lo stress persiste per un lungo periodo o ti senti sopraffatto, cerca supporto professionale da un terapeuta o un medico.

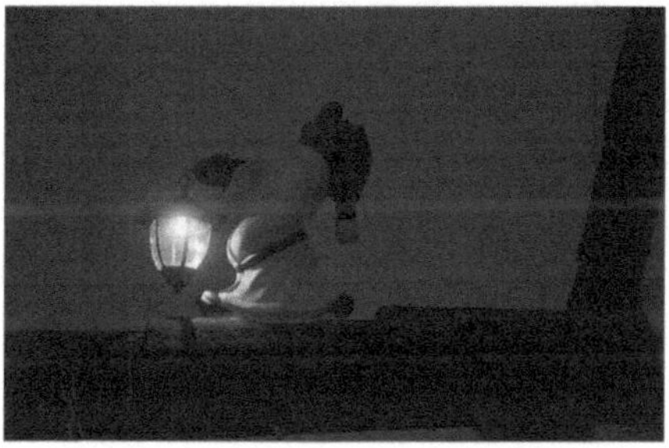

*ritmo del sonno* [i43]

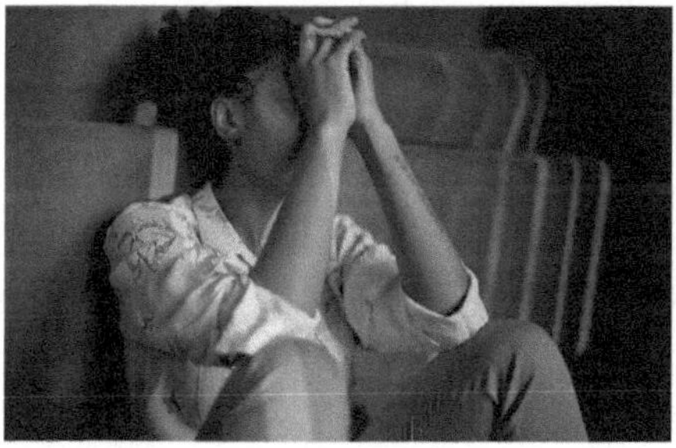

*Reazioni da stress* [i44]

## Utile sapere

**Attività moderate**

Attività fisiche di intensità moderata che stimolano la circolazione senza sovraccaricare, come passeggiate, nuoto o ciclismo. Sono particolarmente adatte per le persone con malattie reumatiche per mantenere la mobilità e ridurre lo stress senza sovraccaricare le articolazioni.

**Esercizi di consapevolezza**

Esercizi che focalizzano l'attenzione sul momento presente, come la meditazione o le tecniche di respirazione. Possono aiutare a ridurre lo stress, percepire meglio il dolore e migliorare la gestione delle malattie croniche come il reumatismo.

**Tecniche di rilassamento**

Metodi per ridurre lo stress e la tensione, come il rilassamento muscolare progressivo, l'addestramento autogeno o lo yoga, che possono contribuire ad alleviare il dolore e le infiammazioni nelle malattie reumatiche.

**Stress cronico**

Stress persistente per un lungo periodo che può avere effetti negativi sul corpo e sulla salute, in particolare attraverso l'intensificazione dei processi infiammatori nelle malattie reumatiche.

## Livello di stress vs. Abitudini alimentari sane

Correlazione tra stress percepito e aderenza a una dieta antinfiammatoria.

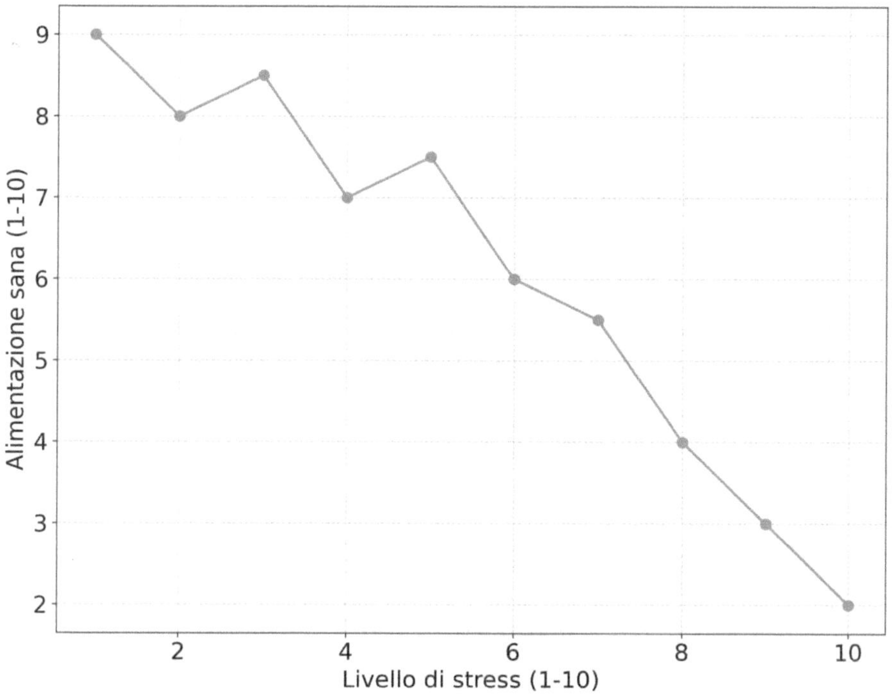


Questo grafico illustra una relazione inversa tra i livelli di stress e l'aderenza a una dieta sana e antinfiammatoria. Con l'aumentare dello stress, le abitudini alimentari sane tendono a diminuire, il che può esacerbare l'infiammazione e i sintomi reumatici. Ciò sottolinea l'importanza delle tecniche di gestione dello stress insieme ai cambiamenti nella dieta per la gestione delle condizioni reumatiche.

**Consigli concreti**

- Porta con te una piccola scatola con il tuo olio aromatizzato preferito per i pasti al ristorante e arricchisci il tuo piatto con esso.
- Scambia il solito panino dal panettiere con una fetta di pane integrale con avocado.
- Approfitta dei tempi di attesa per acquistare al supermercato alimenti freschi per una cena veloce.
- Organizza con gli amici una serata di cucina insieme invece di andare a mangiare fuori. Scoprirai nuove ricette e potrai controllare gli ingredienti.
- Riproduci il tuo piatto preferito in una versione più sana. Sostituisci ad esempio la panna con il latte di cocco.
- Congela le rimanenze del pranzo in porzioni. In questo modo avrai sempre un pasto sano a disposizione quando hai fretta.
- Dedica del tempo al reparto ortofrutta durante il prossimo acquisto. Scopri varietà sconosciute e lasciati ispirare per nuove ricette.
- Visita il mercato settimanale e acquista verdura locale e di stagione. Lasciati tentare dall'offerta per piatti sani e spontanei.
- Rendi il tuo carrello della spesa colorato. Più colori ci sono nel carrello, più variegato sarà l'apporto di nutrienti.
- Appendi un elenco di snack sani in un luogo ben visibile nella tua cucina. In questo modo, in caso di attacchi di fame, sceglierai automaticamente l'opzione giusta.
- Prepara domenica sera una grande porzione di condimento per insalata per la settimana. Così risparmi tempo e hai sempre una base sana per le tue insalate.

## Revisione - 3. Cambiamento pratico della dieta

Un cambiamento nella dieta in caso di malattie reumatiche può avere un impatto positivo sul tuo benessere. Il percorso potrebbe sembrare inizialmente impegnativo, ma con un approccio strutturato e la giusta mentalità, puoi ottimizzare la tua alimentazione passo dopo passo e beneficiare a lungo termine degli effetti positivi. Inizia con un'analisi approfondita delle tue attuali abitudini alimentari. Tieni un diario alimentare in cui registri non solo gli alimenti e le bevande consumati, ma anche i metodi di preparazione, le quantità, gli orari e i sintomi associati. Aggiungi a questo un diario dei sintomi per riconoscere possibili correlazioni tra la tua alimentazione e i tuoi disturbi. Questa dettagliata valutazione costituisce la base per il tuo cambiamento alimentare individuale.

Sulla base della tua analisi, puoi ora creare un piano settimanale realistico. Tieni conto delle tue preferenze personali, delle intolleranze e delle attuali conoscenze sull'alimentazione antinfiammatoria. Ad esempio, orientati verso la dieta mediterranea, ricca di frutta, verdura, cereali integrali, legumi, noci, olio d'oliva e pesce. Riduci contemporaneamente il consumo di alimenti trasformati, bevande zuccherate e cibi ad alto contenuto di sale. Una lista della spesa ben strutturata, basata sul tuo piano settimanale, ti aiuterà a comprare gli alimenti necessari in modo mirato e a evitare acquisti impulsivi poco salutari. Organizza la tua dispensa in modo da avere sempre a disposizione gli ingredienti giusti, in particolare alimenti facili da preparare per i giorni con sintomi più forti.

Il cambiamento alimentare non si limita solo alle tue mura domestiche. Anche quando mangi fuori casa, puoi mantenere a mente i tuoi obiettivi alimentari. Pianifica in anticipo quali piatti scegliere o porta con te pasti preparati da te. In situazioni sociali, può essere utile parlare apertamente con amici e familiari del tuo cambiamento alimentare per ricevere comprensione e supporto. Anche il confronto con altre persone affette nella auto-aiuto o nei forum online può offrirti preziosi consigli e motivazione.

Ricorda che lo stress può avere un impatto negativo sulle malattie reumatiche. Integra quindi strategie efficaci di gestione dello stress nella tua vita quotidiana. Un sonno adeguato, un'attività fisica regolare, tecniche di rilassamento come yoga o meditazione e una rete sociale forte possono aiutarti a ridurre lo stress e migliorare il tuo benessere. Sii paziente con te stesso e celebra i tuoi successi. Un cambiamento alimentare è un processo che richiede tempo e perseveranza. Concentrati sui tuoi progressi e adatta il tuo piano se necessario. Con ogni passo che fai verso un'alimentazione più sana, investi nella tua salute e nel tuo benessere.

# 4. Dieta autoimmune

Vi siete mai chiesti perché alcuni alimenti aggravano il dolore alle articolazioni, mentre altri portano sollievo? Il legame tra alimentazione e malattie autoimmuni è più complesso di quanto si pensasse a lungo - ma la ricerca fornisce sempre più risposte chiare. Il nostro sistema immunitario reagisce immediatamente a ciò che finisce quotidianamente nei nostri piatti. Con le giuste conoscenze, è possibile adattare l'alimentazione in modo mirato per ridurre le infiammazioni e supportare il sistema immunitario. In questo capitolo scoprirete come ottimizzare la vostra alimentazione passo dopo passo - per una maggiore qualità della vita nonostante i disturbi reumatici.

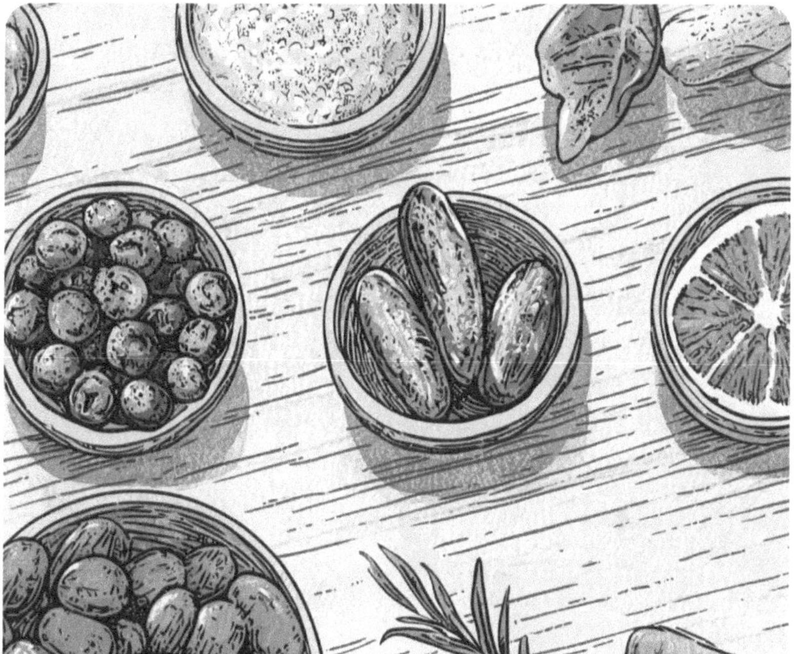

## 4. 1 Alimenti che rafforzano il sistema immunitario

Nelle malattie reumatiche, il sistema immunitario gioca un ruolo decisivo. Una dieta mirata può supportarlo e influenzare così infiammazioni e disturbi. Questo capitolo esplora il legame tra alimentazione e sistema immunitario nel contesto delle malattie autoimmuni e mostra come determinati alimenti possano rafforzare la salute intestinale e le difese naturali del corpo. Scoprite il potenziale di una dieta che rinforza il sistema immunitario e apprendere come potete influenzare positivamente la vostra qualità della vita.

*Una combinazione mirata di alimenti probiotici, fibre prebiotiche e cibi ricchi di antiossidanti può favorire la salute intestinale, rafforzare il sistema immunitario e ridurre così le infiammazioni nelle malattie reumatiche.*

## Alimenti probiotici

Gli alimenti probiotici contengono microorganismi vivi che, se consumati in quantità sufficienti, possono influenzare positivamente la flora intestinale [s83]. Per le persone con malattie reumatiche, questo è particolarmente rilevante, poiché una flora intestinale alterata (dysbiose) può essere correlata a processi infiammatori [s84]. probiotika possono agire modulando la risposta immunitaria, migliorando la funzione di barriera intestinale e producendo acidi grassi a catena corta con proprietà antinfiammatorie [s83]. In questo modo, possono aumentare la produzione di zytokine antinfiammatorie e ridurre al contempo la produzione di citochine pro-infiammatorie [s83]. Studi dimostrano che alcuni ceppi di probiotici possono alleviare i sintomi dell'artrite reumatoide e ridurre i marcatori infiammatori come la proteina C-reattiva ad alta sensibilità (hscrp) nel sangue [s85]. È stata osservata una diminuzione dell'hs-CRP e del numero di articolazioni dolenti e gonfie [s86] [s85]. Gli alimenti probiotici includono prodotti fermentati come yogurt, kefir, crauti e kimchi. Uno yogurt con colture batteriche vive, consumato con un muesli ricco di fibre, può contribuire a una dieta equilibrata [s87] [s84]. Sebbene i risultati siano promettenti, gli effetti clinici dei probiotici nell'artrite reumatoide rimangono poco chiari e richiedono ulteriori ricerche [s85]. L'efficacia potrebbe dipendere anche dal ceppo batterico specifico, il che potrebbe spiegare i risultati controversi degli studi precedenti [s87].

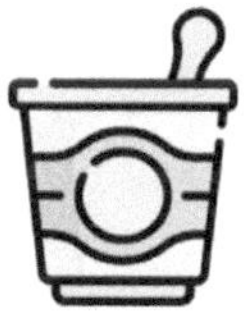

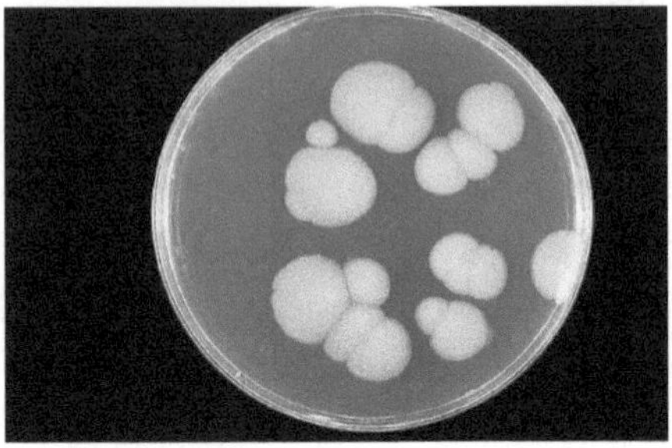

*flora intestinale* [i45]

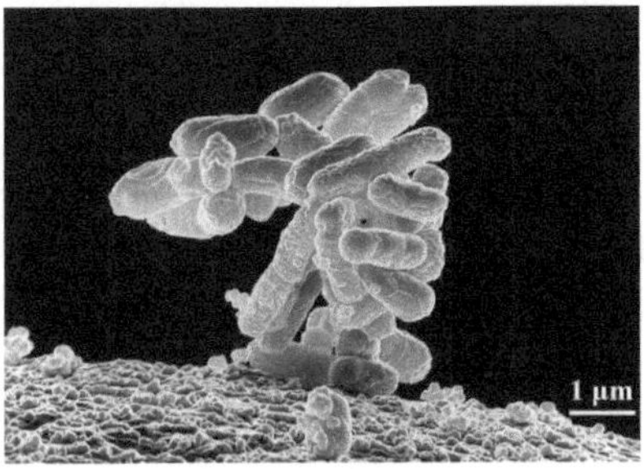


*Microrganismi* [i46]

## Effetti del cibo probiotico

Efficacia dei probiotici sull'infiammazione

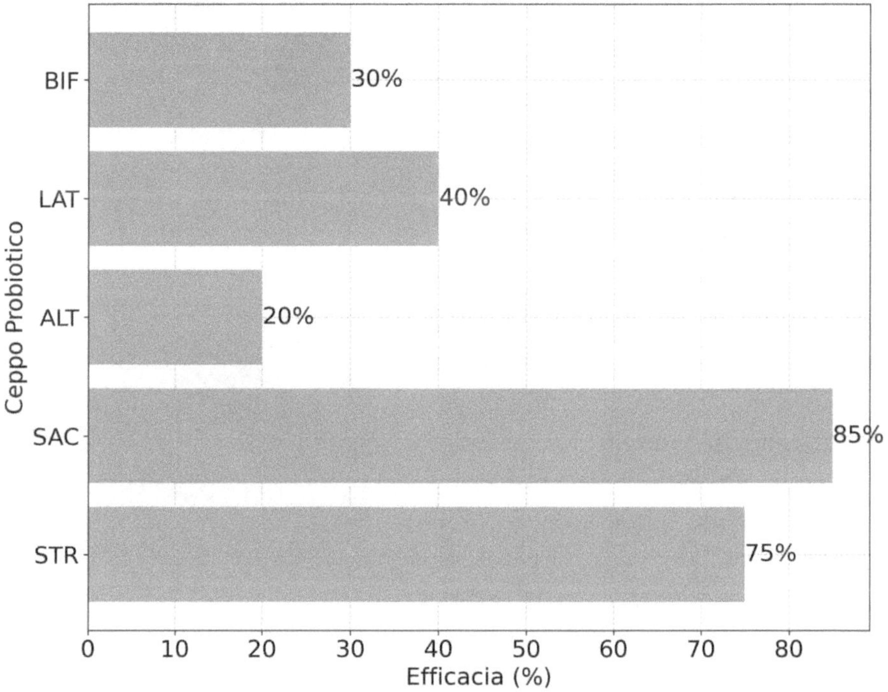


ALT: Altri Ceppi

BIF: Bifidobacterium

LAT: Lactobacillus

SAC: Saccharomyces

STR: Streptococcus

I ceppi di Lactobacillus e Bifidobacterium mostrano gli effetti antinfiammatori più promettenti, potenzialmente benefici per la gestione delle condizioni reumatiche. Mentre altri ceppi dimostrano anche un certo impatto, la loro efficacia appare inferiore rispetto ai due principali.

## Fibre prebiotiche

Le fibre prebiotiche, componenti alimentari non digeribili, fungono da nutrimento per i batteri benefici nell'intestino, promuovendo così la loro crescita e attività [s88]. Questa influenza positiva sulla flora intestinale, nota anche come Eubiosi, può avere effetti favorevoli sul sistema immunitario. Infatti, i batteri intestinali producono, attraverso la fermentazione dei prebiotici, acidi grassi a catena corta come butirrato, acetato e propionato. Il butirrato serve come fonte di energia per le cellule della mucosa intestinale, rafforzando così la funzione barriera dell'intestino, il che riduce l'ingresso di patogeni e sostanze indesiderate nel sangue. L'acetato e il propionato, invece, possono raggiungere altri organi attraverso il flusso sanguigno e esercitare effetti antinfiammatori. Pertanto, le fibre prebiotiche contribuiscono indirettamente alla regolazione del sistema immunitario. Si trovano in vari alimenti come topinambur, cicoria, cipolle, aglio e porri. Un'insalata con cicoria e cipolle, combinata con una vinaigrette di olio d'oliva e aceto di mele, può essere un modo gustoso per aumentare l'apporto quotidiano di prebiotici. Anche alcuni funghi contengono componenti prebiotici e sostanze bioattive che possono modulare la funzione immunitaria [s88]. Selezionando attentamente alimenti prebiotici, è possibile

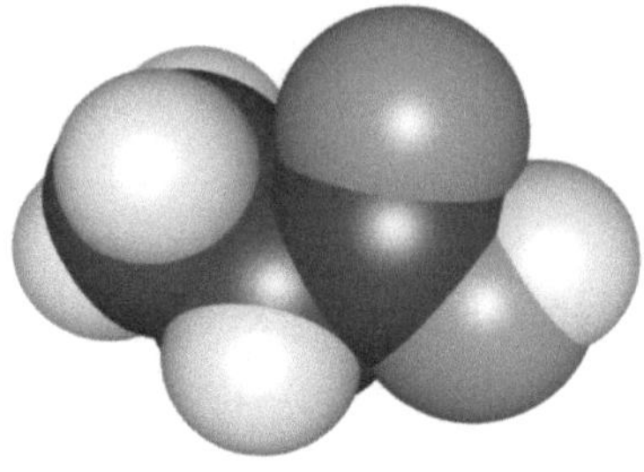

*Propionato* [i47]

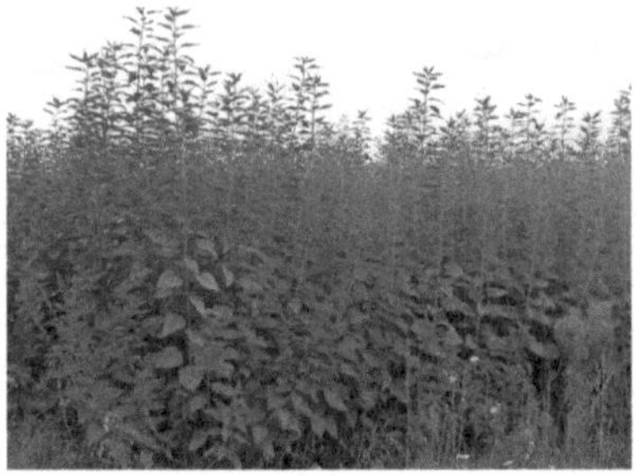

*topinambur* [i48]

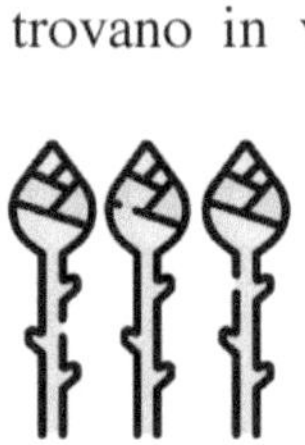

influenzare positivamente la salute intestinale e, di conseguenza, anche il sistema immunitario.

### Utile sapere

**Eubiosi**

L'eubiosi indica uno stato di equilibrio della flora intestinale in cui dominano i batteri utili. Un'equilibrata eubiosi è importante per un sistema immunitario funzionante e può contribuire a ridurre i processi infiammatori nel corpo, che giocano un ruolo nelle malattie reumatiche.

**Fermentazione**

La fermentazione è un processo metabolico in cui microorganismi, come i batteri intestinali, degradano sostanze organiche, in questo caso i prebiotici. Da questo processo si generano acidi grassi a catena corta che possono avere effetti positivi sulla salute intestinale e sul sistema immunitario, risultando quindi rilevanti per le malattie reumatiche.

**Sostanze bioattive**

Le sostanze bioattive sono nutrienti speciali che possono avere effetti positivi sulla salute oltre il loro normale effetto nutrizionale. In relazione alle malattie reumatiche, possono ad esempio avere un'azione antinfiammatoria o modulare il sistema immunitario.

**Contenuto di Fibre Prebiotiche in Alimenti Selezionati**

Fibre per la Salute Intestinale

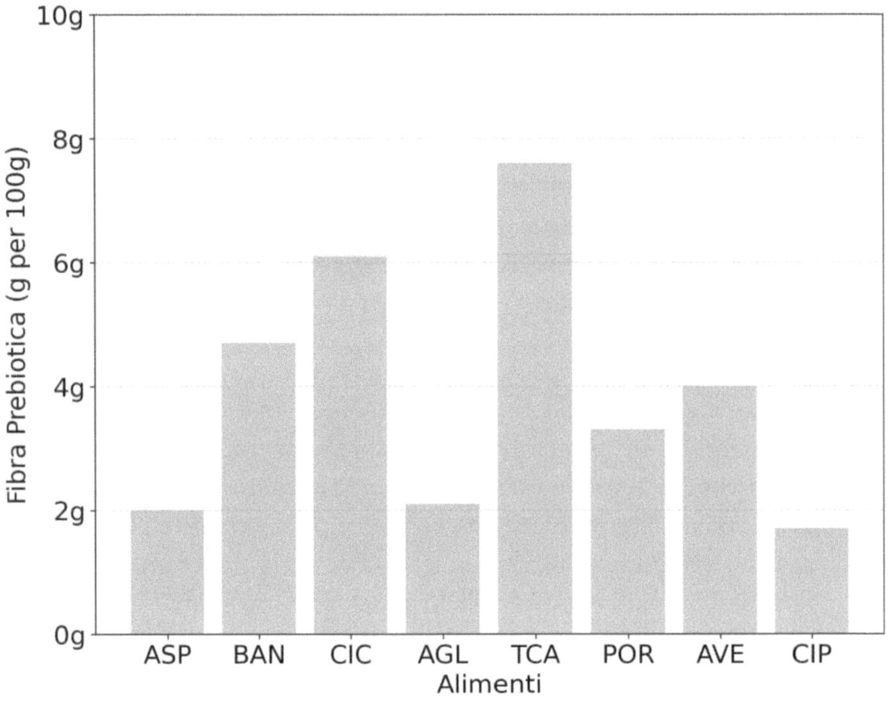


AGL: Aglio

ASP: Asparagi

AVE: Avena (fioccato)

BAN: Banana (verde)

CIC: Radice di Cicoria

CIP: Cipolla

POR: Porro

TCA: Topinambur

Questo grafico evidenzia la significativa variazione del contenuto di fibre prebiotiche tra gli alimenti comuni. Alimenti come topinambur, aglio e cipolle sono fonti particolarmente ricche, suggerendo i loro potenziali benefici per la salute dell'intestino e, per estensione, per la gestione dell'infiammazione associata alle malattie reumatiche. Incorporare queste opzioni ricche di fibre in una dieta equilibrata può contribuire a un microbioma intestinale più sano.

## Dieta ricca di antiossidanti

Gli antiossidanti svolgono un ruolo importante nella lotta contro lo oxidativem_stress, uno squilibrio che può portare a infiammazioni e danni ai tessuti nelle malattie reumatiche [s89]. Una dieta ricca di queste sostanze protettive può contribuire a riequilibrare questa condizione e supportare le difese naturali del corpo. Vari vitamine, come la C e la E, così come minerali, come il selenio e lo zinco, agiscono come antiossidanti e proteggono le cellule dai danni causati dai radicali liberi [s90]. Questi si formano durante i processi metabolici, ma anche a causa di fattori esterni come il fumo o l'esposizione ai raggi UV. Frutta e verdura sono particolarmente ricche di questi micronutrienti. Ad esempio, le bacche, gli agrumi e le verdure a foglia verde scuro forniscono elevate quantità di vitamina C, mentre noci e semi sono buone fonti di vitamina E. Oltre a vitamine e minerali, anche i composti vegetali secondari, come i carotenoidi e i polifenoli, contribuiscono alla protezione antiossidante [s91]. I carotenoidi conferiscono a molti frutti e verdure i loro colori vivaci, dalla carota arancione al pomodoro rosso. I polifenoli si trovano in una varietà di alimenti vegetali, tra cui frutta, verdura, cereali integrali, legumi, noci e semi [s92]. Non solo promuovono la salute del microbioma intestinale, ma hanno anche effetti antinfiammatori. Una dieta ricca di polifenoli supporta la crescita di batteri benefici nell'intestino e può influenzare positivamente la salute intestinale [s92]. Un'insalata colorata con diverse varietà di verdure, noci e semi, condita con un dressing a base di olio d'oliva e limone, può essere un modo gustoso per aumentare l'apporto quotidiano di antiossidanti e supportare la flora intestinale. La supplementazione con antiossidanti può aumentare la capacità antiossidante del corpo e ridurre i marcatori di stress ossidativo [s93]. Questo può contribuire a un miglioramento dei risultati clinici nei pazienti con artrite reumatoide [s93]. Tuttavia, l'assunzione di integratori dovrebbe sempre essere discussa con un medico per escludere possibili

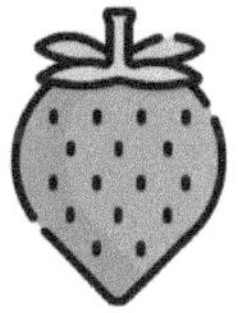

interazioni con farmaci o effetti collaterali indesiderati. Una dieta equilibrata e varia, ricca di frutta, verdura, cereali integrali, noci e semi, rappresenta la migliore base per un'ottimale fornitura di antiossidanti. Attraverso la selezione mirata di alimenti ricchi di antiossidanti, è possibile ridurre lo stress ossidativo e contrastare così le infiammazioni, il che può avere un effetto positivo sul decorso della malattia [s89]. Un cambiamento nella dieta verso una alimentazione ricca di antiossidanti può quindi essere un passo importante per migliorare la qualità della vita nelle malattie reumatiche.

## Utile sapere

### Composti vegetali secondari

I composti vegetali secondari, come i carotenoidi e i polifenoli, si trovano negli alimenti vegetali e hanno proprietà antiossidanti e antinfiammatorie. Possono supportare il sistema immunitario e proteggere il corpo dai danni causati dai radicali liberi.

### Microbioma intestinale

Il microbioma intestinale, noto anche come flora intestinale, è composto da trilioni di batteri nell'intestino. Un microbioma intestinale sano svolge un ruolo importante per il sistema immunitario e la salute generale. I polifenoli possono promuovere la crescita di batteri benefici nell'intestino.

### Micronutrienti

I micronutrienti come vitamine e minerali sono essenziali per il corpo e svolgono un ruolo importante nel sistema immunitario. Sono coinvolti in molti processi metabolici e contribuiscono alla difesa dalle malattie. Un apporto adeguato di micronutrienti è particolarmente importante nelle malattie reumatiche.

### Supplementazione

La supplementazione si riferisce all'assunzione di integratori alimentari per aumentare l'apporto di determinati nutrienti. Nelle malattie reumatiche, la supplementazione con antiossidanti, in consultazione con un medico, può essere utile per compensare le carenze e aumentare la capacità antiossidante.

## Alimenti Ricchi di Antiossidanti per Condizioni Reumatiche

Contenuto di antiossidanti e biodisponibilità di alimenti benefici per le condizioni reumatiche.

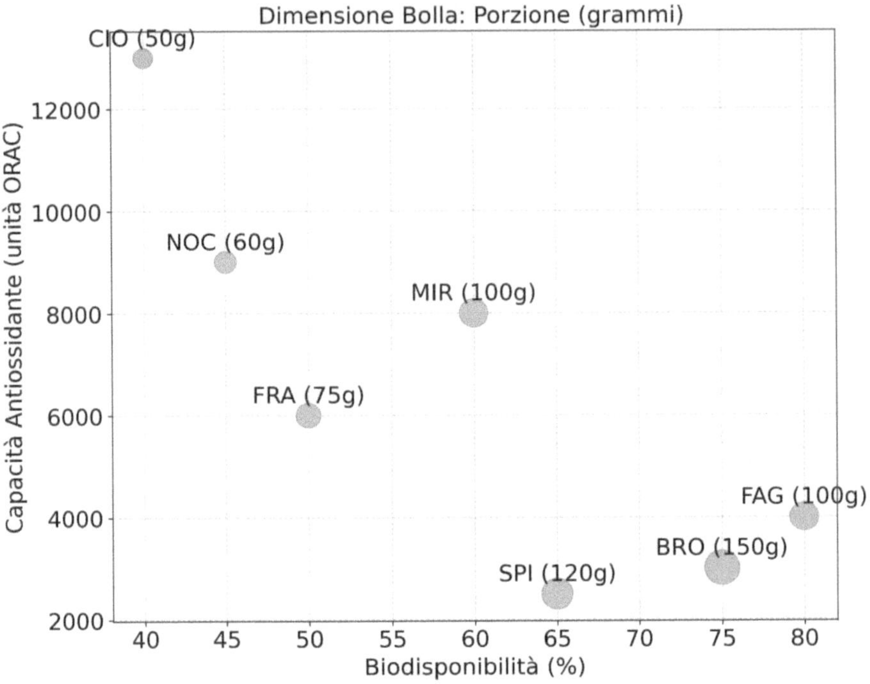


Blasengröße: Porzione (grammi)

BRO: Broccoli

CIO: Cioccolato Fondente

FAG: Fagioli

FRA: Fragole

MIR: Mirtilli

NOC: Noci Pecan

SPI: Spinaci

Le bacche e il cioccolato fondente mostrano un'elevata capacità antiossidante, nonostante una biodisponibilità moderata. Le verdure crucifere offrono un buon equilibrio, mentre i legumi forniscono antiossidanti sostanziali con una biodisponibilità relativamente elevata. Ciò suggerisce di dare priorità a un'assunzione diversificata per il massimo beneficio.

**Consigli concreti**

- Sviluppa un senso per la fermentazione: sperimenta la preparazione di acqua kefir o kombucha e arricchisci così il tuo piano alimentare con bevande probiotiche variegate.
- Raffina i tuoi piatti di verdure con kimchi fatto in casa. Varia gli ingredienti e scopri nuovi sapori.
- Integra alimenti probiotici in piatti insoliti. Ad esempio, arricchisci le tue zuppe con un cucchiaio di pasta di miso o aggiungi kefir nel tuo frullato.
- Punta sulla varietà della fermentazione: combina diversi alimenti fermentati in un pasto per aumentare la gamma di batteri utili.
- Crea un "calendario della fermentazione". Pianifica quali alimenti probiotici desideri preparare e consumare in quale settimana.
- Asciuga le verdure fermentate fatte in casa per conservarle più a lungo e utilizzale come croccante guarnizione per insalate o zuppe.
- Arrostisci verdure a radice come pastinache o carote e arricchiscile prima di servire con un po' di aceto di mele. Questo supporta la salute intestinale e conferisce ai piatti una nota particolare.
- Prepara un chutney probiotico a base di zenzero fermentato e frutta. Si sposa perfettamente con pollame o pesce.
- Espandi la tua colazione: mescola yogurt naturale con mele grattugiate, noci e un cucchiaio di crauti fatti in casa.
- Prepara un frullato verde con spinaci, banana e un goccio di succo di verdura fermentato. Questo ti fornisce nutrienti preziosi e supporta la tua flora intestinale.
- Cuoci pane con lievito madre fermentato. Il lungo processo di fermentazione rende il pane più digeribile e fornisce nutrienti preziosi.

## 4. 2 Strategie di eliminazione

Le strategie di eliminazione aiutano a identificare gli alimenti che aggravano i disturbi reumatici. L'esclusione sistematica e la reintroduzione degli alimenti rivelano intolleranze individuali e consentono un cambiamento mirato della dieta. Questo può non solo influenzare l'attività della malattia, ma anche ridurre il fabbisogno di farmaci. Tuttavia, il processo richiede una pianificazione attenta e un'osservazione delle reazioni del corpo. Non tutti gli alimenti hanno lo stesso effetto su ciascuno. Le diete di eliminazione di successo tengono conto delle esigenze individuali e consentono un'alimentazione a lungo termine e tollerabile. Scoprite di seguito come ottimizzare la vostra alimentazione e migliorare la vostra qualità della vita attraverso strategie di eliminazione mirate.

*La reintroduzione sistematica degli alimenti dopo una fase di eliminazione è fondamentale per identificare i trigger individuali e stabilire un'alimentazione a lungo termine tollerabile e orientata ai sintomi.*

## Gestire la fase di eliminazione

La gestione della fase di eliminazione nelle malattie reumatiche mira a identificare gli alimenti che aggravano i sintomi della malattia. Attraverso l'esclusione sistematica, possono essere rivelate potenziali intolleranze o allergie [s94] [s95]. Alcuni pazienti riportano miglioramenti dopo aver rinunciato ai latticini, nonostante il loro beneficio per la salute sia generalmente riconosciuto [s94]. Lo stesso vale per il glutine: una dieta priva di glutine può offrire vantaggi, ma l'evidenza scientifica non è chiara [s94]. L'eliminazione dovrebbe concentrarsi su alimenti che agiscono come antigeni e possono scatenare infiammazioni [s96]. Per fare un confronto: si rimuovono intenzionalmente componenti sospettati di attivare il sistema immunitario e influenzare così l'rheumatoide_arthritis [s95]. Tuttavia, la fase di eliminazione non dovrebbe essere gestita in modo arbitrario. Una dieta vegetale può avere effetti positivi grazie ai suoi antiossidanti e al suo impatto sulla flora intestinale [s94]. Il digiuno può fornire sollievo a breve termine, ma gli effetti a lungo termine non sono chiari [s94]. È importante osservare la reazione individuale del corpo. Non tutti gli alimenti agiscono allo stesso modo su ogni paziente; l'eliminazione di determinati gruppi alimentari non porta necessariamente al successo desiderato per tutti i soggetti interessati [s94]. Dopo la fase di eliminazione, segue la reintroduzione graduale degli alimenti. Iniziare con alimenti che probabilmente non provocano reazioni e successivamente integrare alimenti potenzialmente problematici [s96]. Questo processo consente di identificare in modo mirato i fattori scatenanti e sviluppare una dieta individuale e a lungo termine tollerabile [s96]. L'eliminazione coerente degli alimenti pro-infiammatori può contribuire a ridurre l'attività della malattia e possibilmente diminuire la necessità di determinati farmaci [s96] [s95].

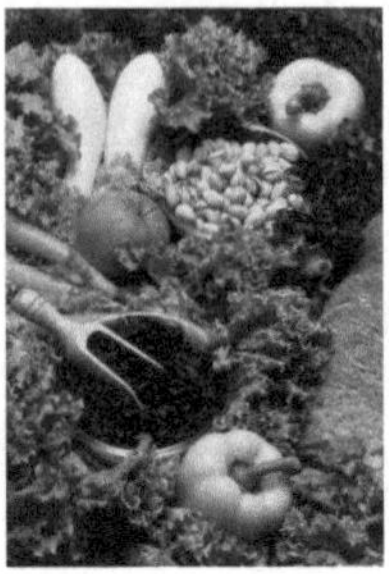

*Dieta vegetale* [i49]

## Utile sapere

**Antiossidanti**

Sostanze che proteggono le cellule dallo stress ossidativo neutralizzando i radicali liberi. Lo stress ossidativo è associato a processi infiammatori che giocano un ruolo nelle malattie reumatiche. Alimenti ricchi di antiossidanti possono contribuire a ridurre questi processi.

**Dieta vegetale**

Uno stile alimentare che si basa principalmente su alimenti vegetali come frutta, verdura, legumi, cereali integrali e noci. Nel contesto delle malattie reumatiche, una dieta vegetale può avere effetti antinfiammatori grazie al suo alto contenuto di antiossidanti e fibre e influenzare positivamente la salute intestinale.

**Flora intestinale**

L'insieme dei microrganismi che colonizzano l'intestino. Una flora intestinale equilibrata gioca un ruolo importante per la salute del sistema immunitario e può influenzare i processi infiammatori nel corpo. Nelle malattie reumatiche, una flora intestinale alterata (disbiosi) può aggravare i sintomi.

## Livello di infiammazione durante la dieta di eliminazione

Livello di infiammazione ipotetico durante una dieta di eliminazione.

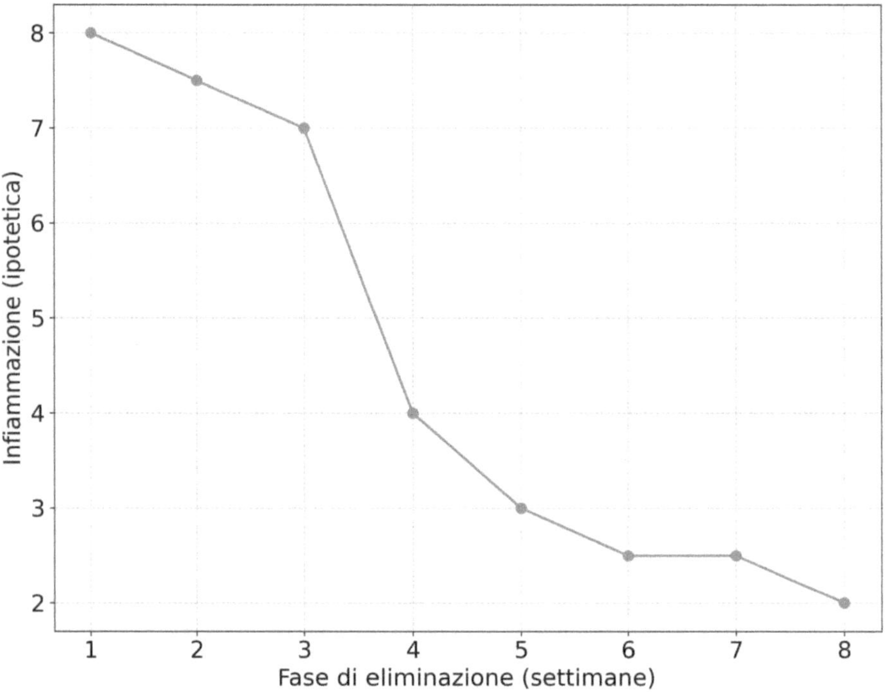


Il grafico mostra una tendenza generale al ribasso dei livelli di infiammazione man mano che i cibi potenzialmente infiammatori vengono eliminati. Il plateau iniziale suggerisce un periodo in cui si osserva l'impatto dell'eliminazione del primo gruppo di alimenti. Il calo più ripido indica una possibile identificazione di un importante gruppo di alimenti scatenanti. Il plateau finale suggerisce che la maggior parte degli alimenti scatenanti sono stati identificati e rimossi dalla dieta, portando a un livello di infiammazione più stabile e inferiore. Le risposte individuali possono variare.

## Trovare prodotti sostitutivi

Trovare prodotti sostitutivi adeguati durante una dieta di eliminazione per malattie reumatiche richiede una pianificazione attenta e un adattamento della dieta abituale. L'obiettivo è sostituire gli alimenti sospettati di favorire infiammazioni o di aggravare i disturbi con alternative equivalenti, senza rischiare carenze nutrizionali. [s97] Un focus è posto sullo scambio di ingredienti che spesso scatenano allergie o intolleranze. Ad esempio, i prodotti a base di cereali convenzionali possono essere sostituiti con varianti senza glutine. Tra le alternative ci sono riso, mais, quinoa o miglio come base per pane, pasta e prodotti da forno. [s97] Anche il latte vaccino può essere sostituito con alternative vegetali come latte di soia, mandorla o avena, prestando attenzione al contenuto nutrizionale e ai possibili additivi. Nella scelta dei prodotti sostitutivi, è consigliabile esaminare attentamente l'elenco degli ingredienti. Spesso, nei prodotti pronti, vengono utilizzati additivi, zuccheri o grassi poco salutari che possono ridurre i benefici per la salute. [s97] Sostituendo alimenti altamente trasformati con prodotti freschi e naturali, si può non solo supportare il controllo dei sintomi nelle malattie reumatiche, ma anche promuovere la salute generale. Un altro aspetto riguarda la

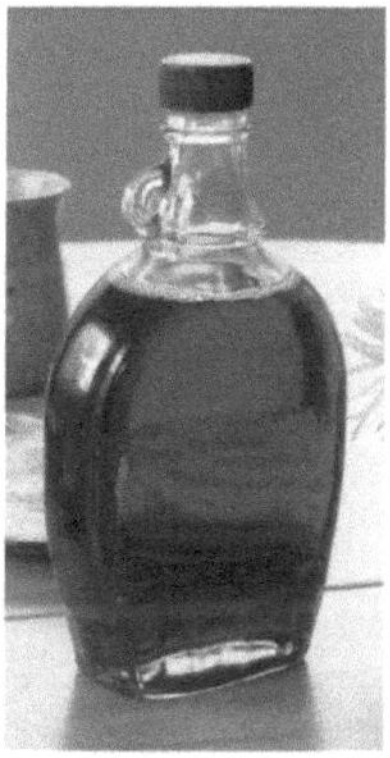

*Sciroppo d'acero* [i50]

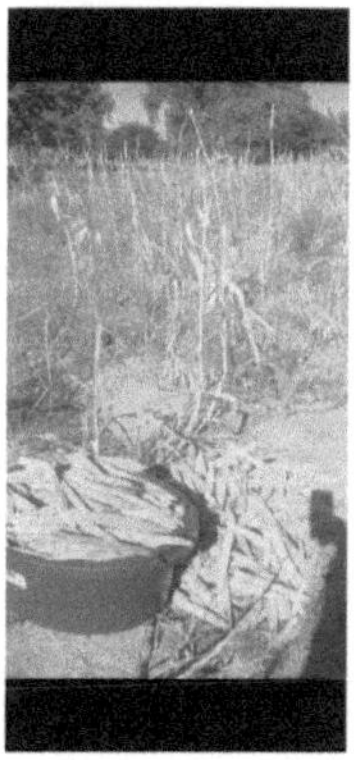

*Miglio* [i51]

dolcezza. Invece di zucchero raffinato, si possono utilizzare dolcificanti naturali come miele, sciroppo d'acero o stevia per soddisfare il bisogno di dolce e ridurre al contempo il consumo di zucchero industriale. Anche nei prodotti da forno, ingredienti poco salutari possono essere sostituiti con alternative più sane. Ad esempio, le fibre provenienti da diverse fonti come frutta, verdura o cereali integrali possono migliorare le proprietà nutrizionali dei prodotti da forno e influenzare la consistenza e il sapore. [s97] Attraverso uno scambio consapevole di alimenti e ingredienti, è possibile personalizzare una dieta di eliminazione e integrarla a lungo termine nella vita quotidiana.

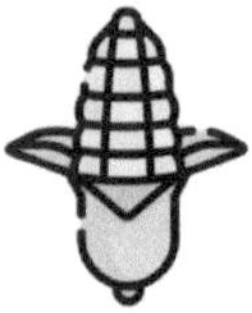

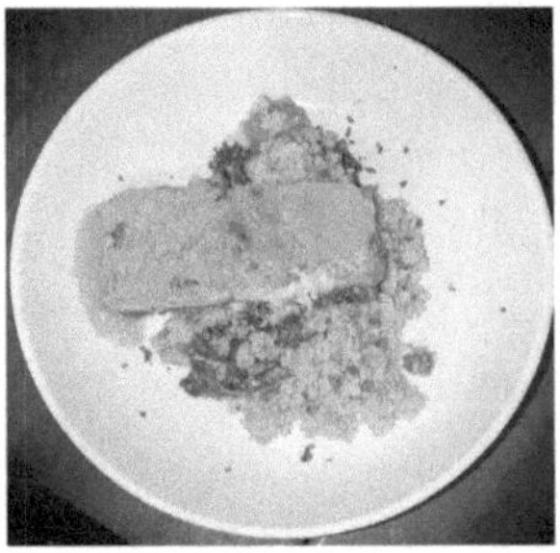

*Quinoa* [i52]

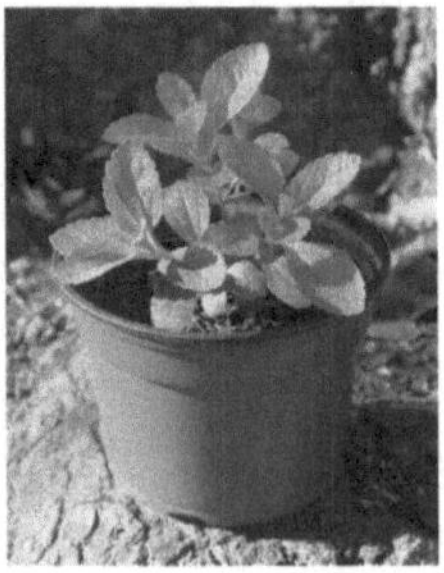

*Stevia* [i53]

## Utile sapere

**Quinoa**

Un pseudocereale senza glutine, ricco di proteine e vari nutrienti, che può servire come alternativa ai prodotti cerealicoli convenzionali durante una dieta di eliminazione. Può aiutare a fornire al corpo nutrienti importanti, evitando al contempo alimenti potenzialmente problematici.

**Gluten**

Una miscela proteica presente in molti cereali che può causare disturbi in alcune persone con malattie reumatiche. Nell'ambito di una dieta di eliminazione, il glutine viene spesso escluso per un certo periodo per osservare i suoi effetti sui sintomi.

**Stevia**

Un dolcificante naturale estratto dalla pianta di stevia. La stevia non contiene calorie e non influisce sui livelli di zucchero nel sangue, rendendola un'alternativa adatta allo zucchero raffinato per le persone con malattie reumatiche, specialmente se devono prestare attenzione al loro peso o soffrono di diabete.

## Alternative alla dieta di eliminazione

Proporzione delle comuni sostituzioni alimentari antinfiammatorie.

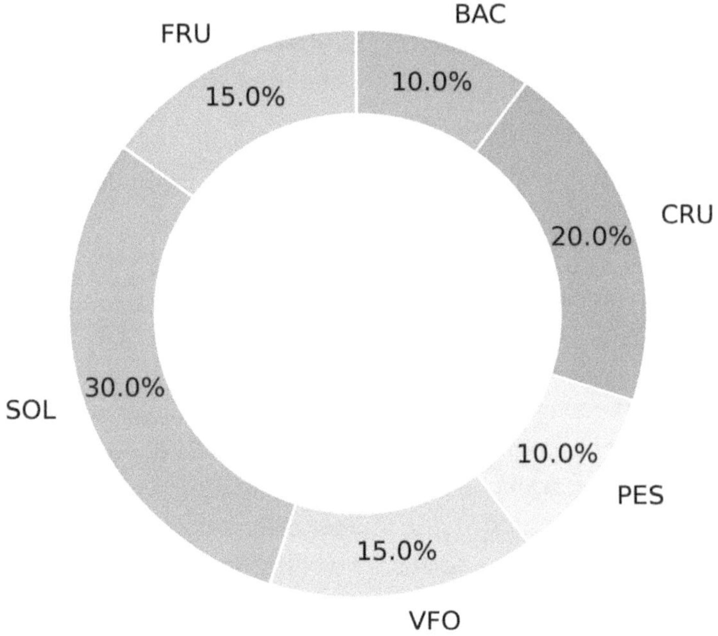


BAC: Bacche

FRU: Frutta a guscio e semi

SOL: Solanacee (da sostituire)

CRU: Verdure crocifere

PES: Pesce grasso

VFO: Verdure a foglia verde

Questo grafico visualizza le potenziali sostituzioni all'interno di una dieta di eliminazione per le malattie reumatiche. Mentre le verdure della famiglia delle Solanacee rappresentano una porzione significativa che deve essere sostituita, è importante considerare la varietà di alternative disponibili in tutti i gruppi alimentari per garantire una dieta equilibrata e nutriente. Ciò sottolinea la necessità di sostituzioni diversificate piuttosto che un'eccessiva dipendenza da una singola alternativa.

## Pianificare la reintroduzione

Dopo la fase di eliminazione, in cui sono stati identificati alimenti potenzialmente problematici, inizia la reintroduzione graduale. Questo approccio sistematico consente di riconoscere i trigger individuali per i disturbi reumatici e di sviluppare una dieta sostenibile a lungo termine [s98] [s99]. Un piano strutturato è utile in questo processo. Gli alimenti possono essere suddivisi in gruppi in base alla presunta tolleranza [s99]. Iniziate con alimenti che preferite o per i quali non vi aspettate reazioni [s99]. Successivamente, integrate gradualmente alimenti con un potenziale di rischio maggiore, come quelli che hanno causato disturbi durante la fase di eliminazione [s98]. È consigliabile mantenere un intervallo di tempo tra le singole reintroduzioni – circa due settimane – per poter attribuire eventuali reazioni a un alimento specifico [s100]. Se dopo il consumo di un alimento si manifestano sintomi intensificati entro due o 48 ore, questo dovrebbe essere escluso dal piano alimentare per almeno sette giorni [s98]. La durata di questa fase di test è individuale e dipende dai progressi personali e dal miglioramento dei sintomi [s101]. Anche se la reintroduzione può richiedere tempo, porta a risultati positivi a lungo termine e a un cambiamento sostenibile nella dieta, basato sulle proprie esigenze [s99]. Le informazioni raccolte durante la fase di reintroduzione costituiscono la base per una dieta sintomatica e possono contribuire a un miglioramento tangibile della qualità della vita. Ad esempio, l'esperienza che i prodotti lattiero-caseari, dopo la loro reintroduzione, portano a un aggravamento dei sintomi può rafforzare la decisione di adottare una dieta a lungo termine povera di latticini o senza latticini [s100]. Questo approccio consente un adattamento individuale dello stile alimentare e promuove il benessere personale.

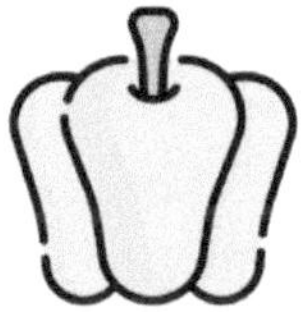

## Utile sapere

**Dieta senza latticini**

Il completo abbandono dei prodotti lattiero-caseari. Questa forma di alimentazione è particolarmente adatta per le persone con intolleranza al lattosio o allergia alle proteine del latte, che possono essere correlate a disturbi reumatici.

**Dieta sintomatica**

Un regime alimentare che si adatta alle reazioni individuali del corpo a determinati alimenti. L'obiettivo è alleviare i sintomi della malattia reumatica escludendo gli alimenti trigger.

**Trigger**

Alimenti o altri fattori che possono scatenare o intensificare i disturbi reumatici vengono identificati e evitati nell'ambito della dieta di eliminazione, al fine di ridurre le reazioni infiammatorie nel corpo.

## Fasi di reintroduzione degli alimenti

Distribuzione proporzionale del tempo trascorso in ogni fase di reintroduzione.

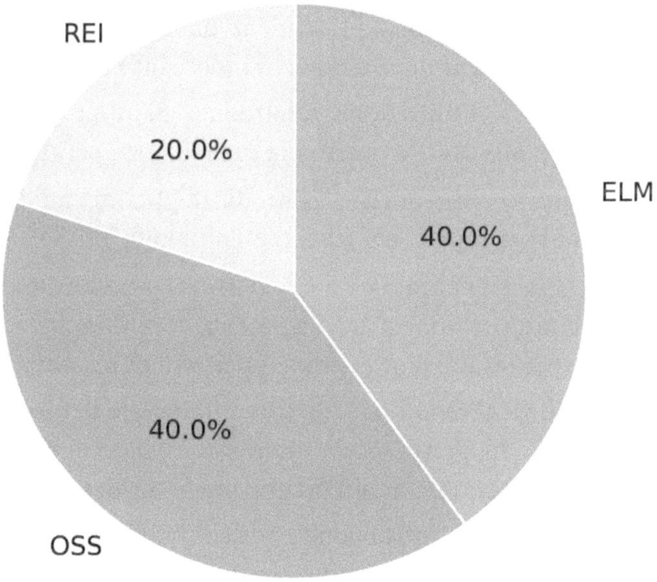


- ELM: Fase di eliminazione (4-6 settimane)
- OSS: Fase di osservazione (2-3 giorni/cibo)
- REI: Fase di reintroduzione (graduale)

La maggior parte del tempo è dedicata alla fase di osservazione dopo la reintroduzione, sottolineando l'importanza di monitorare la risposta del corpo agli alimenti reintrodotti. Anche la fase di eliminazione iniziale è sostanziale, evidenziando l'impegno richiesto per identificare gli alimenti scatenanti. La reintroduzione graduale richiede un tempo relativamente più breve, suggerendo un processo attento e graduale.

**Consigli concreti**

- Affina la tua strategia di eliminazione tenendo un diario alimentare e annotando quando e con quale intensità si manifestano i tuoi sintomi.
- Crea una tua personale "lista dei sospetti" di alimenti, suddividendoli in tre categorie in base alle tue osservazioni: "sicuri", "dubbiosi" e "critici".
- Elimina inizialmente solo gli alimenti dalla categoria "critici" per almeno quattro settimane e osserva i tuoi sintomi.
- Dopo la fase di eliminazione, reintroduci gli alimenti dalla categoria "critici" uno alla volta e osserva la tua reazione per due giorni.
- Segui lo stesso principio per reintrodurre gli alimenti dalla categoria "dubbiosi" non appena hai testato gli alimenti "critici".
- Durante la fase di eliminazione, modifica consapevolmente i tuoi metodi di preparazione. Cuoci a vapore le verdure invece di friggerle, per testare l'influenza degli aromi di tostatura.
- Concentrati su alimenti non trasformati durante la fase di eliminazione. In questo modo ridurrai il numero di potenziali fattori scatenanti e riconoscerai più facilmente le reazioni.
- Utilizza la fase di eliminazione per ricalibrare le tue papille gustative. Evita cibi fortemente speziati per percepire nuovamente le sottili sfumature dei sapori naturali.
- Integra consapevolmente alimenti con diverse consistenze durante l'eliminazione, per osservare l'influenza della consistenza degli alimenti sui tuoi sintomi.

## 4. 3 Integrazione di nutrienti

Una dieta adeguata per le malattie reumatiche richiede spesso un'integrazione mirata di nutrienti. L'ottimale supplementazione tiene conto di fattori individuali come la malattia, la terapia farmacologica e le abitudini alimentari. Raccomandazioni generali non sono efficaci, poiché sia i benefici che i rischi dei preparati nutrizionali variano. Oltre alla scelta dei nutrienti giusti, la biodisponibilità, ovvero l'assorbimento e l'utilizzo nel corpo, gioca un ruolo cruciale. Diversi fattori, come il tipo di lavorazione degli alimenti e la combinazione di nutrienti, influenzano questo aspetto. Scoprite in questo capitolo come ottimizzare l'apporto di nutrienti nelle malattie reumatiche e quali integratori possono essere utili nella vostra situazione individuale.

*Una terapia nutrizionale mirata nelle malattie reumatiche richiede la considerazione individuale della malattia, del decorso della malattia, della terapia farmacologica, delle abitudini alimentari, delle intolleranze alimentari e della biodisponibilità dei nutrienti.*

## Determinazione del fabbisogno

La determinazione del fabbisogno di integrazioni nutrizionali per le malattie reumatiche richiede un approccio differenziato che va oltre le raccomandazioni generali. Un'integrazione standardizzata non è efficace. Al contrario, la situazione individuale del paziente dovrebbe essere al centro dell'attenzione. Ciò implica la considerazione della specifica malattia, del decorso attuale della malattia, della terapia farmacologica in corso e delle abitudini alimentari [s102]. Ad esempio, nei pazienti che assumono glucocorticoidi, potrebbe essere necessaria un'ottimizzazione dell'apporto di calcio e vitamina D per prevenire danni ossei [s103]. Si raccomandano 1000–1200 mg di calcio e 600–800 UI di vitamina D al giorno [s103]. Anche l'apporto proteico dovrebbe essere adattato: 1,0–1,5 g per kg di peso corporeo al giorno per i pazienti senza malattia renale cronica, 0,6 g per kg di peso corporeo in caso di malattia renale cronica stadio 3–5 [s103]. Oltre alla terapia farmacologica, anche le diete influenzano il fabbisogno. Il digiuno o una dieta vegana possono influenzare i sintomi dell'artrite reumatoide [s102]. Lo stesso vale per la dieta mediterranea, ricca di acidi grassi insaturi e antiossidanti [s102]. Si discute anche il ruolo dei probiotici e sinbiotici nell'artrite reumatoide [s102]. Nelle malattie reumatiche infiammatorie, un'integrazione con acidi grassi omega-3 da fonti animali, in una dose superiore a 2 g al giorno, può influenzare positivamente l'attività della malattia [s104]. Tuttavia, un miglioramento è atteso solo dopo almeno tre mesi [s104]. Dosi elevate (> 2 g/giorno) mostrano miglioramenti in vari parametri della malattia, mentre dosi basse (< 2 g/giorno) riducono principalmente i valori di CRP [s104]. Oltre a questi aspetti, è importante identificare potenziali intolleranze alimentari e il loro impatto sui sintomi della malattia [s102]. Una riduzione degli alimenti ultra-processati e un apporto di sodio inferiore a 1500 mg al giorno possono attenuare gli effetti metabolici della terapia con glucocorticoidi o ridurre il rischio di ipertensione [s103]. Infine, l'adattamento individuale della dieta, tenendo conto di tutti i fattori, è fondamentale per una terapia nutrizionale di successo [s102] [s103].

# Carenze Nutrizionali Comuni nelle Malattie Reumatiche

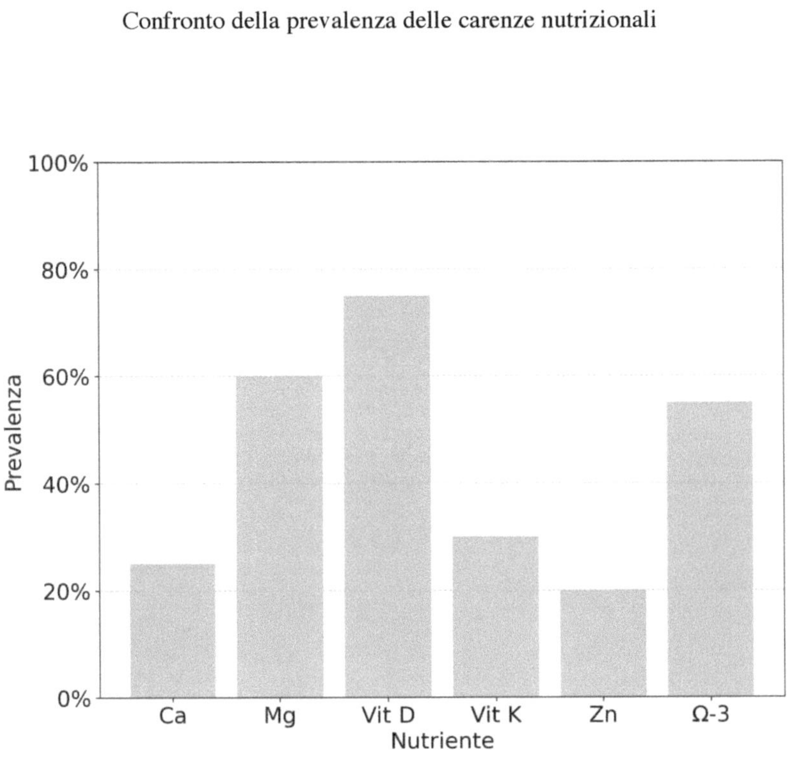


Ω-3: Omega-3

Mg: Magnesio

Vit K: Vitamina K

Ca: Calcio

Vit D: Vitamina D

Zn: Zinco

Questo grafico evidenzia la prevalenza di diverse carenze nutrizionali chiave spesso osservate in individui con malattie reumatiche. La carenza di vitamina D sembra essere la più comune, seguita dalle carenze di magnesio e acidi grassi omega-3. Sebbene meno frequenti, le carenze di vitamina K, calcio e zinco sono comunque degne di nota. Queste carenze possono contribuire all'infiammazione e aggravare i sintomi, sottolineando l'importanza della valutazione nutrizionale e di un'adeguata integrazione nella gestione delle condizioni reumatiche.

## supplementierung

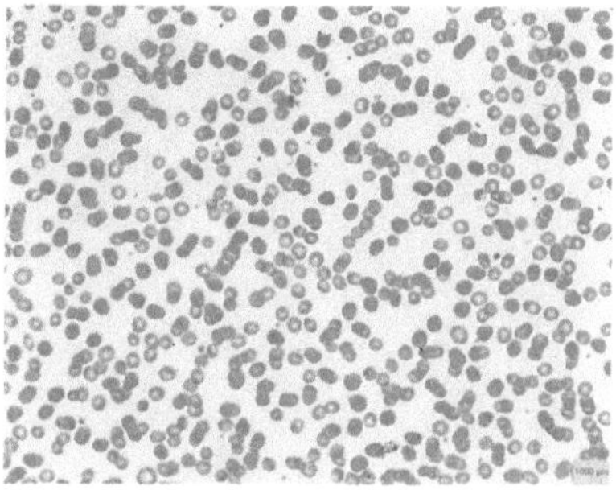

*Marcatori infiammatori* [i54]

La supplementazione nelle malattie reumatiche dovrebbe essere mirata e individuale. Mentre alcuni nutrienti, come il calcio e la vitamina D durante l'assunzione di glucocorticoidi, mostrano un beneficio dimostrabile nella prevenzione dei danni ossei [s105], la situazione evidenziale per molti altri integratori è meno chiara. Sebbene studi abbiano mostrato effetti positivi degli antiossidanti e degli omegafettsaeuren sui parametri della malattia, i risultati variano notevolmente e sono spesso influenzati da limitazioni metodologiche [s105] [s106]. Anche per i preparati vitaminici, ad eccezione dell'acido folico per ridurre gli effetti collaterali dei farmaci, manca una solida base scientifica che giustifichi il loro uso routinario [s107]. L'assunzione di acido folico può ad esempio diventare necessaria durante la terapia con metotrexato per minimizzarne gli effetti collaterali. Sebbene la combinazione di cambiamenti nella dieta e integratori alimentari sembri promettente e siano documentati effetti positivi su marcatori infiammatori, i dati attuali non sono sufficienti per trarre raccomandazioni generali per la pratica [s105] [s108]. Pertanto, è essenziale un'analisi critica dei risultati degli studi e una valutazione individuale dei benefici e dei rischi in stretta collaborazione con il medico curante. La sola supplementazione non sostituisce una terapia completa che consideri, tra l'altro, le abitudini alimentari, la medicazione e il decorso individuale della malattia.

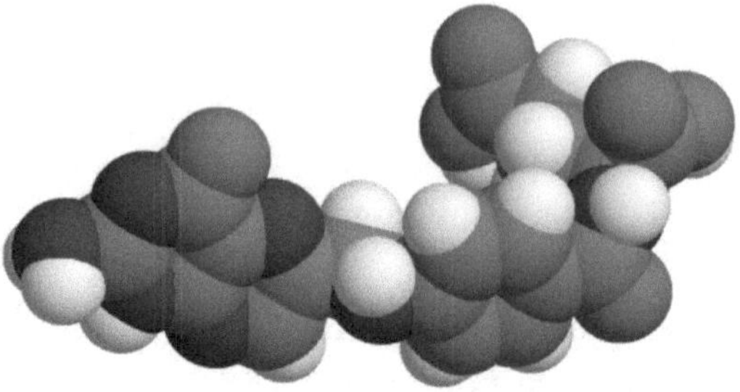

*Acido folico* [i55]

## Utile sapere

**Glucocorticoidi**

I glucocorticoidi sono farmaci che inibiscono le infiammazioni e sopprimono il sistema immunitario. Sono frequentemente utilizzati nelle malattie reumatiche, ma possono avere effetti collaterali come la perdita ossea. Pertanto, è importante garantire un'adeguata assunzione di calcio e vitamina D durante il trattamento.

**Limitazioni metodologiche**

Le limitazioni metodologiche sono restrizioni nella conduzione o valutazione degli studi che possono influenzare la validità dei risultati. Esempi includono una piccola dimensione del campione o un gruppo di controllo inadeguato.

**Marcatori infiammatori**

I marcatori infiammatori sono sostanze nel sangue che indicano un'infiammazione nel corpo. Possono essere utilizzati per la diagnosi e il monitoraggio delle malattie reumatiche.

## Efficacia degli integratori

Efficacia degli integratori antinfiammatori.

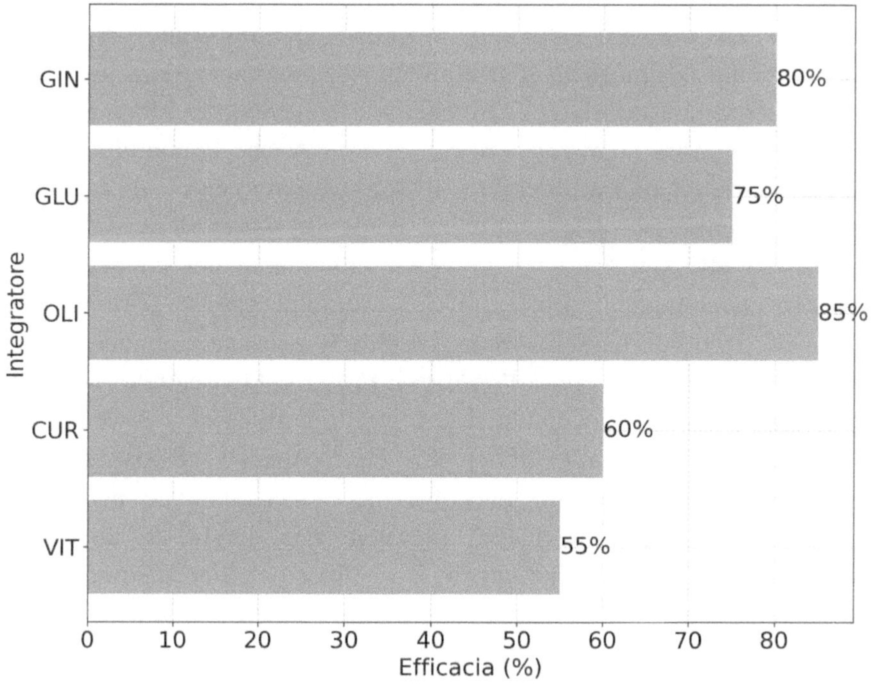


CUR: Curcuma

GIN: Zenzero

GLU: Glucosamina/Condroitina

OLI: Olio di pesce

VIT: Vitamina D

L'olio di pesce, la vitamina D e la curcuma mostrano potenziali benefici promettenti per la gestione dell'infiammazione, mentre la glucosamina/condroitina e lo zenzero offrono un supporto moderato. Il grafico evidenzia visivamente l'efficacia relativa di questi integratori nel ridurre l'infiammazione, suggerendo che l'olio di pesce, la vitamina D e la curcuma potrebbero essere privilegiati in un piano alimentare antinfiammatorio.

## Biodisponibilità

La biodisponibilità descrive quanto bene il corpo può assorbire e utilizzare i nutrienti provenienti dagli alimenti o dagli integratori. Non dipende solo dalla quantità di nutrienti assunti, ma anche da diversi fattori influenzanti. Ad esempio, il modo in cui gli alimenti vengono lavorati può influenzare l'assorbimento dei nutrienti. Gli alimenti non lavorati spesso presentano una maggiore densità nutrizionale e quindi una migliore biodisponibilità rispetto ai prodotti altamente lavorati [s109]. Anche la combinazione di diversi nutrienti può influenzare il loro assorbimento. Il calcio, ad esempio, viene assorbito meglio dal corpo in presenza di vitamina D [s109]. Un ulteriore fattore è la forma chimica in cui un nutriente si presenta. Il collagene idrolizzato, ad esempio, che si presenta sotto forma di peptidi, viene assorbito meglio rispetto al collagene nativo [s110]. Questi peptidi, come Pro-Hyp e Pro-Hyp-Gly, entrano nel flusso sanguigno e possono accumularsi nel tessuto cartilagineo, dove possono esercitare effetti positivi [s110]. La composizione standardizzata di questi peptidi in idrolizzati di collagene è fondamentale per la loro efficacia [s110]. Un'alta qualità proteica, che garantisce una buona biodisponibilità degli amminoacidi, è anch'essa rilevante, specialmente per il mantenimento e la costruzione della massa muscolare [s109]. Per i pazienti con malattie reumatiche, la conoscenza della biodisponibilità dei nutrienti è quindi importante per ottimizzare l'efficacia dell'apporto nutrizionale, sia attraverso l'alimentazione che attraverso l'integrazione. Chi desidera supportare la salute delle articolazioni, ad esempio, dovrebbe prestare attenzione all'assunzione di collagene idrolizzato, poiché questo presenta una maggiore biodisponibilità.

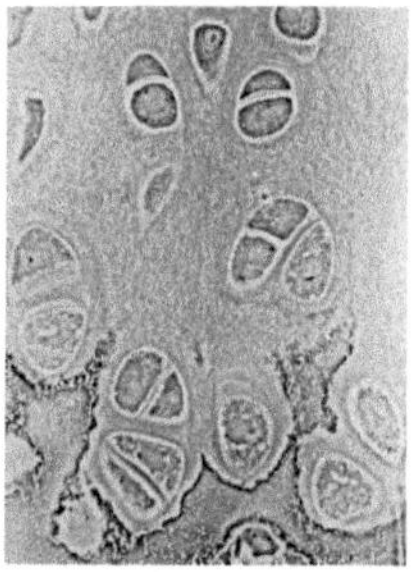

*tessuto cartilagineo* [i56]

## Utile sapere

**Idrolizzato di collagene**

Il collagene idrolizzato è una forma speciale di collagene che viene assorbita meglio dal corpo. Può influenzare positivamente la salute delle articolazioni ed è quindi spesso raccomandato come integrazione nelle malattie reumatiche.

**Idrolizzato di collagene**

Gli idrolizzati di collagene contengono peptidi speciali che promuovono la sintesi del collagene nel corpo e possono contribuire al mantenimento della funzione cartilaginea e articolare. Nelle malattie reumatiche, l'assunzione aggiuntiva di idrolizzati di collagene può supportare la salute delle articolazioni.

**Pro-Hyp-Gly**

Pro-Hyp-Gly è un peptide presente nell'idrolizzato di collagene che stimola la produzione di collagene nel corpo. Può contribuire a migliorare la funzione articolare nelle malattie reumatiche.

## Biodisponibilità di nutrienti antinfiammatori

Biodisponibilità di comuni integratori antinfiammatori, in base al dosaggio e all'efficacia.

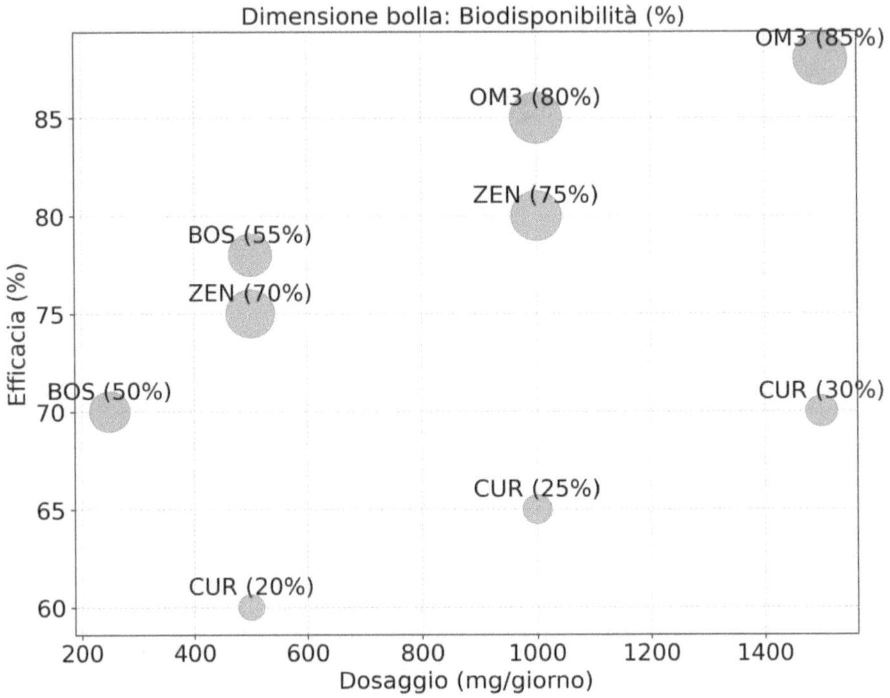


Blasengröße: Biodisponibilità (%)

| | |
|---|---|
| BOS: Boswellia | CUR: Curcumina |
| OM3: Omega-3 | ZEN: Zenzero |

Dosaggi più elevati non sempre si correlano a una maggiore efficacia. La curcumina, sebbene potenzialmente efficace, mostra una minore biodisponibilità anche a dosi più elevate. Lo zenzero e gli Omega-3 dimostrano una buona biodisponibilità ed efficacia a dosaggi moderati, suggerendo che potrebbero essere più facilmente utilizzati dall'organismo. La Boswellia mostra un'efficacia promettente, ma potrebbero essere necessarie ulteriori ricerche sul dosaggio ottimale per la biodisponibilità.

## Revisione - 4. Dieta autoimmune

Una dieta adeguata per le malattie autoimmuni può contribuire in modo significativo ad alleviare i sintomi e migliorare la qualità della vita delle persone con malattie reumatiche. La chiave risiede nell'adattamento individuale della dieta alle esigenze personali e alle reazioni del corpo. Invece di fare affidamento su raccomandazioni generali, dovresti considerare la tua alimentazione come uno strumento con cui puoi influenzare attivamente il decorso della tua malattia. Ciò richiede un'attenta riflessione sui vari aspetti di una dieta adeguata per le malattie autoimmuni, dalla scelta degli alimenti alla pianificazione della fase di eliminazione fino alla supplementazione mirata.

Un primo passo consiste nel concentrarsi su alimenti che possiedono proprietà antinfiammatorie e influenzano positivamente il sistema immunitario. Questi includono alimenti probiotici come yogurt, kefir e crauti, che supportano la flora intestinale, così come le fibre prebiotiche provenienti da topinambur, cicoria e cipolle, che favoriscono la crescita di batteri intestinali benefici. Una dieta ricca di antiossidanti, con molta frutta, verdura, noci e semi, protegge le tue cellule dallo stress ossidativo e può contrastare i processi infiammatori. Integra consapevolmente questi gruppi alimentari nel tuo piano alimentare quotidiano, ad esempio attraverso un'insalata colorata con diverse varietà di verdure, noci e un condimento a base di yogurt o un muesli ricco di fibre con kefir e frutti di bosco.

Per scoprire quali alimenti potrebbero aggravare i tuoi disturbi individuali, può essere utile una fase di eliminazione. Elimina sistematicamente per un certo periodo gruppi alimentari sospetti come i latticini o il glutine e osserva le tue reazioni. Fai attenzione a evitare carenze nutrizionali attraverso prodotti sostitutivi adeguati. Alternative senza glutine ai prodotti a base di cereali sono ad esempio quinoa, miglio o riso. Puoi sostituire il latte vaccino con varianti vegetali come latte di mandorla, soia o avena. È importante controllare attentamente l'elenco degli ingredienti dei prodotti sostitutivi e cercare di evitare alimenti altamente trasformati.

Dopo la fase di eliminazione, segue la reintroduzione graduale degli alimenti eliminati. Inizia con alimenti che tolleri bene e poi integra successivamente alimenti potenzialmente problematici a intervalli di tempo maggiori. Documenta attentamente le tue reazioni per identificare i tuoi alimenti scatenanti personali. Queste informazioni costituiranno la base per la tua dieta a lungo termine, orientata ai sintomi. Anche la supplementazione di nutrienti dovrebbe avvenire in modo individuale e concordata con il tuo medico. Tieni presente la biodisponibilità dei nutrienti per garantire un'assimilazione e un utilizzo ottimali.

Una dieta adeguata per le malattie autoimmuni non è un concetto rigido, ma un processo dinamico che richiede il tuo coinvolgimento attivo e un continuo adattamento. Non considerare il cambiamento della tua alimentazione come una limitazione, ma come un'opportunità per prendere in mano la tua salute e migliorare in modo sostenibile la tua qualità della vita. Con pazienza, consapevolezza e il supporto del tuo medico, puoi sviluppare uno stile alimentare che ti aiuti ad alleviare i tuoi disturbi reumatici e a migliorare il tuo benessere.

# 5. Misure di supporto nutrizionale

Chi non lo conosce - i migliori propositi alimentari spesso falliscono nella loro attuazione pratica nella vita quotidiana? Un cambiamento alimentare sostenibile richiede più di semplici nuove ricette e alimenti nel piatto. L'intero stile di vita gioca un ruolo centrale per il successo di una dieta antinfiammatoria nelle malattie reumatiche. Oltre alla scelta di alimenti appropriati, misure di supporto mirate possono amplificare notevolmente l'efficacia della terapia nutrizionale. In questo capitolo scoprirete quali fattori di supporto porteranno al successo del vostro nuovo regime alimentare.

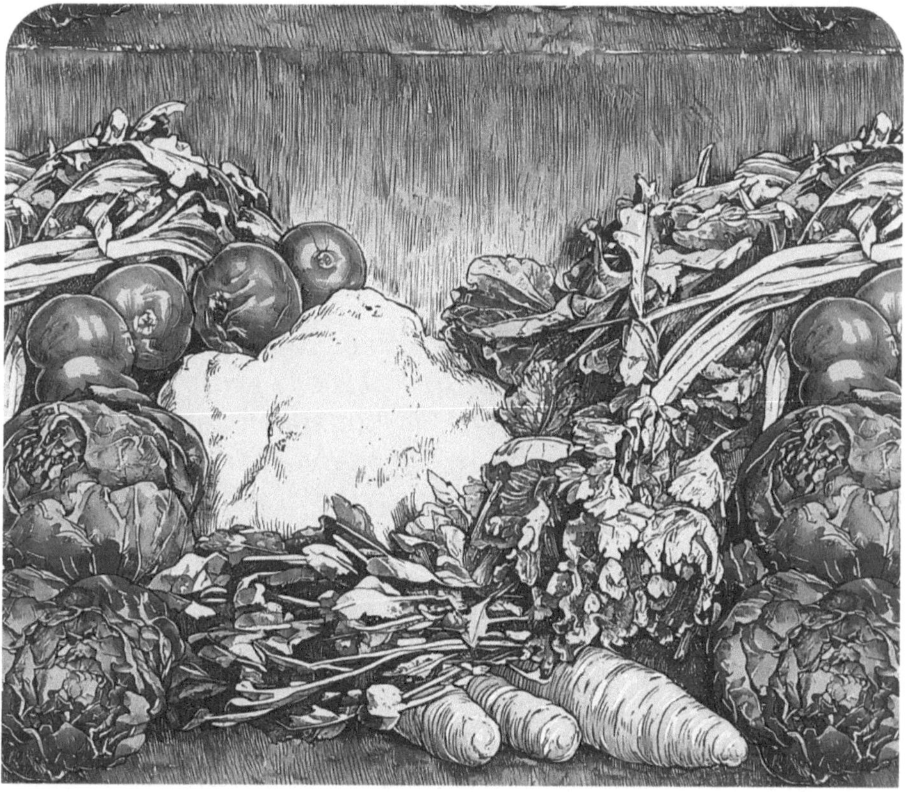

## 5. 1 Supporto al movimento

Il supporto al movimento è un elemento centrale delle misure nutrizionali per le malattie reumatiche. Attività a basso impatto sulle articolazioni, costruzione muscolare e tecniche di rilassamento influenzano positivamente il decorso della malattia. La sfida consiste nel trovare un programma individuale che promuova la mobilità, allevi il dolore e, al contempo, protegga le articolazioni. La giusta combinazione e l'esecuzione degli esercizi giocano un ruolo decisivo per il successo. Oltre alla scelta del tipo di movimento appropriato, sono rilevanti anche fattori come l'intensità, la frequenza e la corretta esecuzione. Un equilibrio tra carico e recupero è essenziale per evitare sovraccarichi e supportare al meglio la terapia. Continua a leggere e scopri come puoi migliorare la tua qualità di vita nelle malattie reumatiche attraverso un supporto al movimento mirato.

*Un approccio olistico che combina movimento a basso impatto per le articolazioni, costruzione muscolare, un'alimentazione antinfiammatoria e tecniche di rilassamento è fondamentale per una gestione efficace delle malattie reumatiche.*

## Attività che proteggono le articolazioni

Le attività che proteggono le articolazioni contribuiscono a mantenere la salute dell'apparato locomotore e a ridurre il dolore, in particolare nelle malattie reumatiche [s111] [s112]. Riducono il carico sulle articolazioni e minimizzano il rischio di infortuni. Attività come camminare lentamente, praticare yoga leggero o fare giardinaggio favoriscono la mobilità e alleviano il dolore, senza sovraccaricare le articolazioni [s112]. Idrokinesiterapia, Tai Chi e Pilates alleviano ulteriormente le articolazioni grazie alla spinta dell'acqua o ai movimenti fluidi [s113]. Anche l'allenamento di forza è importante per rafforzare i muscoli e stabilizzare le articolazioni [s114]. L'intensità dovrebbe essere moderata, quindi circa il 50-60% della frequenza cardiaca massima [s114]. Un programma di esercizi mirato, adattato alle esigenze e alle limitazioni individuali, può migliorare la funzionalità e l'equilibrio, come dimostrano studi su pazienti con artrosi del ginocchio, che hanno ridotto il dolore grazie a un tale programma [s111]. La combinazione di riduzione del peso e movimento moderato produce i migliori risultati [s111]. È importante adattare gli esercizi alle capacità individuali e farsi accompagnare da professionisti esperti [s115] [s116]. In questo modo, può essere creato un piano di allenamento che protegge le articolazioni e allo stesso tempo è efficace. Come dimostrato nei pazienti con artrosi del ginocchio, un programma di allenamento adattato migliora la funzionalità e riduce il dolore [s111]. Un movimento regolare e protettivo per le articolazioni, anche in piccole quantità, promuove la salute delle articolazioni e dei muscoli e può anche ridurre

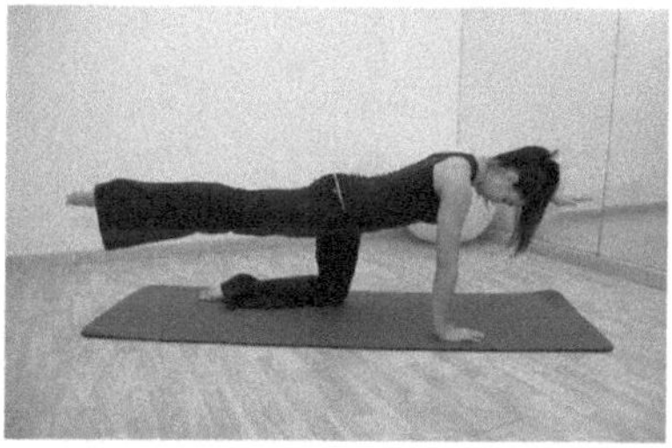

*Pilates* [i57]

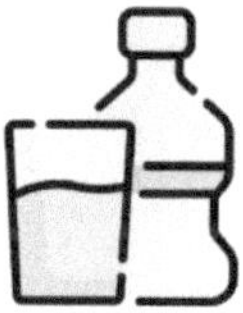

il rischio di malattie concomitanti come l'obesità e il diabete di tipo 2 [s111] [s114].

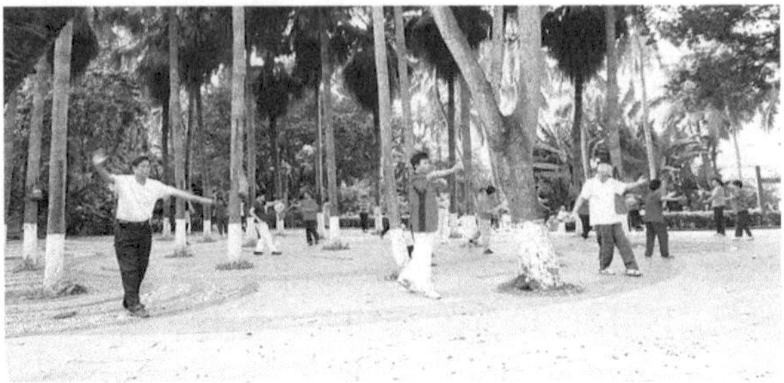

*Tai Chi* [i58]

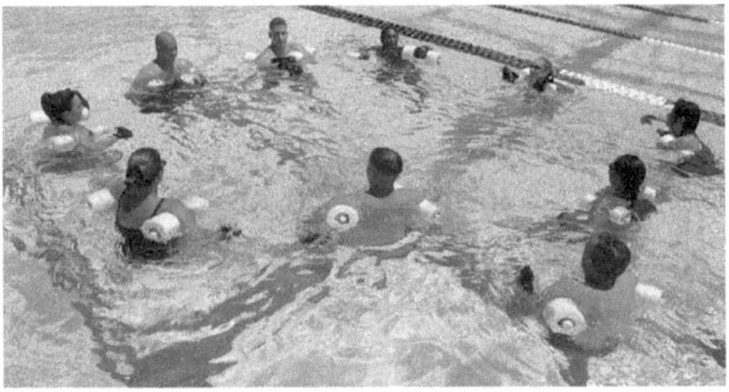

*Ginnastica in acqua* [i59]

**Artrosi del ginocchio**

L'artrosi del ginocchio è una malattia degenerativa delle articolazioni, caratterizzata dalla degradazione della cartilagine nell'articolazione del ginocchio. Una dieta ricca di antiossidanti e acidi grassi omega-3 può aiutare a ridurre l'infiammazione e rallentare il decorso della malattia. Programmi di movimento mirati possono alleviare il dolore e migliorare la mobilità.

**Idrokinesiterapia**

L'idrokinesiterapia è una forma di movimento che protegge le articolazioni, poiché grazie alla spinta dell'acqua allevia il carico su di esse. È particolarmente adatta per le persone con malattie reumatiche, poiché favorisce la mobilità e riduce il dolore, senza sovraccaricare le articolazioni. Una dieta equilibrata in combinazione con l'idrokinesiterapia può migliorare significativamente la qualità della vita.

**Allenamento di forza**

L'allenamento di forza serve a costruire e mantenere la massa muscolare. Nelle malattie reumatiche, una muscolatura forte è importante per sostenere e alleviare le articolazioni. In combinazione con una dieta adeguata, l'allenamento di forza può migliorare la mobilità e la qualità della vita.

## Attività Articolare

Livello di impatto delle attività per malattie reumatiche.

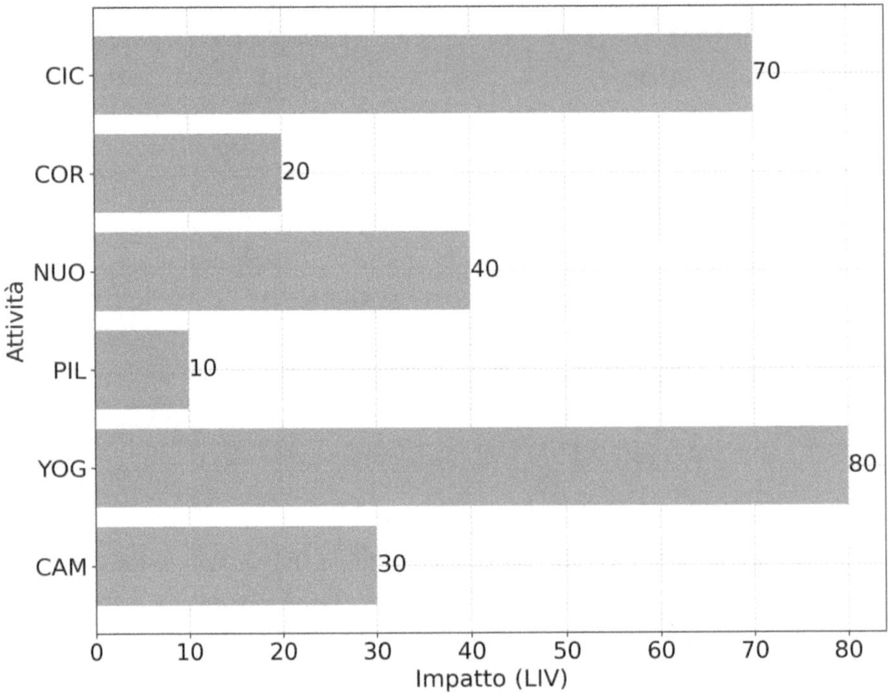


CAM: Allenamento con i pesi

COR: Corsa

PIL: Camminata

CIC: Ciclismo

NUO: Nuoto

YOG: Yoga

Il grafico a barre orizzontali categorizza visivamente le attività in base al loro impatto sulle articolazioni, evidenziando le opzioni adatte alle persone con patologie reumatiche. Le attività a basso impatto sono generalmente raccomandate per ridurre al minimo lo sforzo e il disagio.

## Costruzione muscolare

La costruzione muscolare attraverso un allenamento mirato migliora la forza di sostegno della muscolatura e contribuisce così alla stabilizzazione delle articolazioni, il che è particolarmente importante in caso di malattie reumatiche [s117]. L'allenamento regolare rinforza i muscoli, allevia le articolazioni e può ridurre il dolore. L'allenamento di resistenza, in cui i muscoli lavorano contro una resistenza, come ad esempio con pesi o bande elastiche, è raccomandato come metodo efficace per la costruzione muscolare [s117]. Due sessioni di allenamento a settimana, che coinvolgono tutti i principali gruppi muscolari, sono un buon punto di partenza. Inoltre, l'allenamento di resistenza, come nuotare o andare in bicicletta, può migliorare la forma fisica generale e proteggere le articolazioni. Poiché farmaci come i glucocorticoidi, frequentemente utilizzati nelle malattie reumatiche, possono favorire la perdita muscolare, è consigliabile un uso attento di questi farmaci in consultazione con il medico [s117]. Una dieta equilibrata con un adeguato apporto di proteine supporta ulteriormente la costruzione muscolare e il recupero dopo l'allenamento. È importante notare che l'intensità dell'allenamento e la scelta degli esercizi dovrebbero essere adattate allo stato di salute individuale e alla soglia di carico delle articolazioni. Ad esempio, il carico iniziale durante l'allenamento di forza può avvenire con il proprio peso corporeo o pesi molto leggeri e poi essere aumentato gradualmente, per non sovraccaricare le articolazioni. L'accompagnamento da parte di fisioterapisti o allenatori appositamente formati può aiutare a sviluppare un programma di allenamento sicuro ed efficace e garantire la corretta esecuzione degli esercizi.

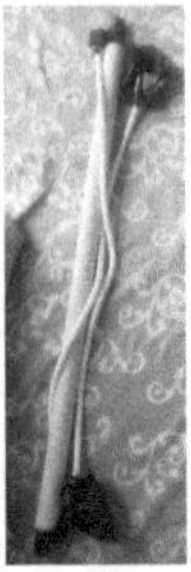

*banda elastica* [i60]

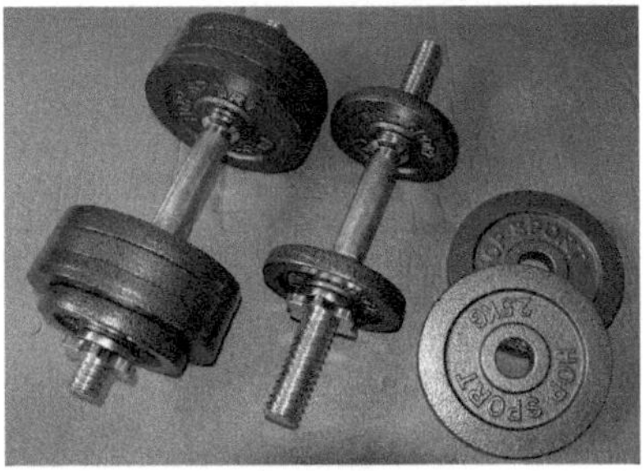


*Manubrio* [i61]

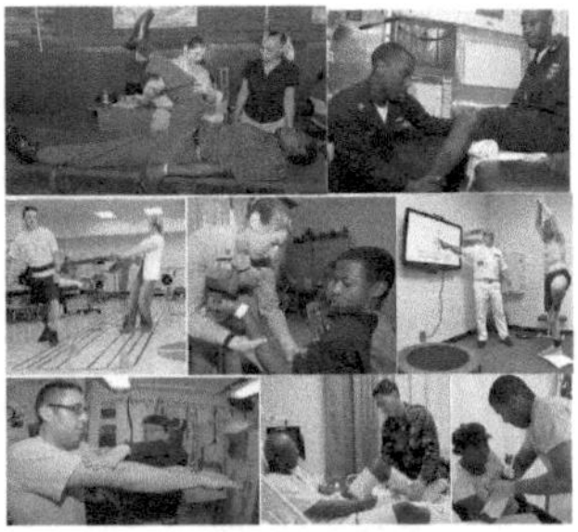

*Fisioterapista* [i62]

## Utile sapere

**Allenamento di resistenza**

L'allenamento di resistenza può migliorare la funzione articolare nelle malattie reumatiche attraverso il rafforzamento della muscolatura, promuovendo così la mobilità. Prestate attenzione a una dieta ricca di proteine per supportare ulteriormente la costruzione muscolare.

**Allenamento di resistenza**

L'allenamento di resistenza come nuotare o andare in bicicletta migliora la salute cardiovascolare e può minimizzare il carico sulle articolazioni nelle malattie reumatiche, influenzando positivamente la mobilità. Prestate attenzione a un'adeguata assunzione di liquidi durante l'allenamento.

**Fisioterapisti**

I fisioterapisti possono mostrarvi esercizi individuali che proteggono le vostre articolazioni e allo stesso tempo rinforzano la muscolatura. Questo migliora la mobilità e riduce il dolore.

## Sviluppo della forza muscolare

Aumento della forza muscolare nel tempo con esercizio costante.

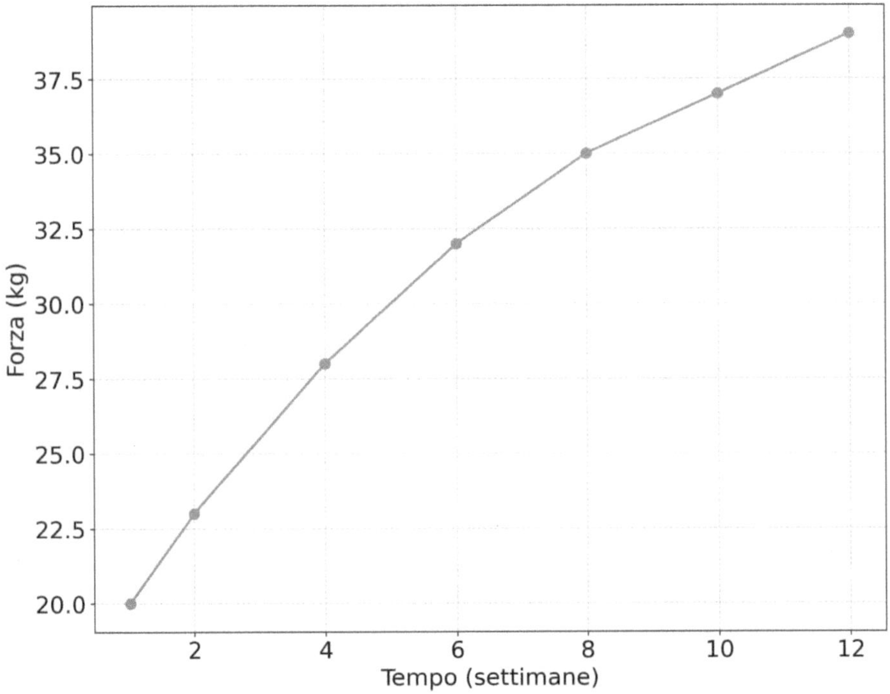


Il grafico mostra una correlazione positiva tra esercizio fisico regolare e aumento della forza muscolare. I guadagni iniziali sono spesso più rapidi, seguiti da un miglioramento più graduale e sostenuto. Ciò evidenzia l'importanza di un allenamento costante per le persone con malattie reumatiche, poiché muscoli più forti possono aiutare a sostenere le articolazioni colpite e migliorare la funzionalità generale.

## Tecniche di rilassamento

Le tecniche di rilassamento offrono un prezioso complemento all'attività fisica e alla nutrizione nelle malattie reumatiche. Possono aiutare ad alleviare il dolore, ridurre lo stress e migliorare la qualità del sonno [s118]. Diverse metodologie come Rilassamento muscolare progressivo, Training autogeno e achtsamkeitsuebungen influenzano positivamente sia lo stato fisico che quello psicologico. Nel rilassamento muscolare progressivo, i singoli gruppi muscolari vengono contratti e poi rilassati uno dopo l'altro, raggiungendo così uno stato di profondo rilassamento [s118]. Il training autogeno utilizza frasi formulate che si concentrano su calma, pesantezza e calore per indurre un rilassamento fisico e mentale [s118]. Gli esercizi di consapevolezza allenano la percezione consapevole del momento presente, senza giudicare, e possono aiutare a ridurre stress e ansia [s118]. Le tecniche di rilassamento possono essere apprese in corsi o praticate autonomamente con l'ausilio di guide. Anche solo pochi minuti di esercizio quotidiano possono migliorare significativamente la qualità della vita, riducendo la percezione del dolore e migliorando il benessere generale. Chi, ad esempio, soffre di disturbi del sonno, può ottenere un miglioramento della qualità del sonno praticando regolarmente tecniche di rilassamento prima di coricarsi [s118]. La scelta del metodo più adatto dipende dalle preferenze individuali. Vale la pena provare diverse tecniche per trovare quella più efficace per le proprie esigenze.

L'integrazione delle tecniche di rilassamento nella vita quotidiana può contribuire a gestire meglio i sintomi delle malattie reumatiche e migliorare in modo sostenibile la qualità della vita. Praticando regolarmente metodi di rilassamento, come il rilassamento muscolare progressivo, si può ottenere un'influenza positiva sulla percezione del dolore e sul benessere generale [s118]. La combinazione di attività fisica, nutrizione e tecniche di rilassamento offre un approccio olistico al trattamento delle malattie reumatiche e può rafforzare l'autoefficacia dei soggetti colpiti. L'integrazione di questi metodi nella vita quotidiana può portare a un miglior controllo della malattia e a un aumento della qualità della vita. Così, le tecniche di rilassamento, in combinazione con l'attività fisica e la nutrizione, possono contribuire in modo significativo al miglioramento del benessere fisico e mentale nelle malattie reumatiche.

### Utile sapere

**Rilassamento muscolare progressivo**

Questa tecnica di rilassamento può alleviare le tensioni e il dolore nelle malattie reumatiche attraverso la contrazione e il rilascio mirato dei muscoli, migliorando la mobilità e favorendo il supporto al movimento.

## Rilassamento e movimento per il sollievo reumatico

Distribuzione di tecniche efficaci di rilassamento e movimento per la gestione delle condizioni reumatiche.

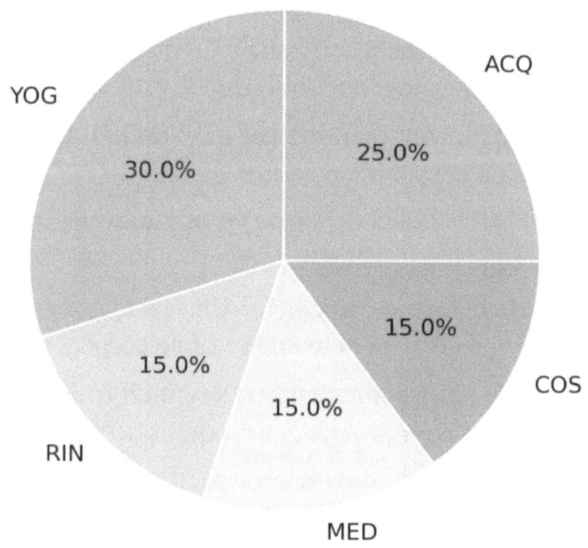


ACQ: Esercizio in acqua

COS: Consapevolezza corporea (es. Feldenkrais)

MED: Meditazione e Mindfulness

RIN: Rinforzo muscolare

YOG: Yoga e Tai Chi

Movimenti delicati come Yoga e Tai Chi costituiscono una parte significativa delle tecniche utili, evidenziando l'importanza dell'esercizio consapevole. L'esercizio in acqua fornisce sollievo e supporto, mentre l'allenamento per la forza aiuta a mantenere la funzionalità. Le pratiche di consapevolezza corporea, combinate con tecniche di rilassamento come la meditazione, contribuiscono al benessere generale e alla gestione del dolore.

**Consigli concreti**

- Integra movimenti ritmici nella tua vita quotidiana, ad esempio oscillando delicatamente con i piedi mentre ti lavi i denti.
- Utilizza le scale invece dell'ascensore e trasforma ogni passo in un piccolo esercizio per rafforzare i muscoli delle gambe.
- Sostituisci la seduta rigida con una seduta dinamica su una palla da ginnastica o uno sgabello mobile, per attivare i muscoli del tronco.
- Alzati regolarmente dalla scrivania e fai qualche passo o allungati, per sciogliere le tensioni e mobilizzare le articolazioni.
- Balla sulle tue canzoni preferite per migliorare il tuo umore e al contempo la tua flessibilità e coordinazione.
- Scopri gli effetti benefici dell'acquagym: muoversi in acqua è più facile e protegge le tue articolazioni.
- Impara un'arte marziale come il Tai-Chi o il Qigong, per mobilizzare le articolazioni e affinare la tua percezione corporea.
- Fai passeggiate nella natura e utilizza sentieri irregolari per allenare i muscoli dei piedi e migliorare il tuo equilibrio.
- Partecipa a un corso di movimento specificamente progettato per le tue esigenze, come lo yoga per persone con problemi articolari.
- Integra piccole sessioni di movimento nella tua vita quotidiana, percorrendo brevi distanze a piedi o in bicicletta.
- Rendi il tuo giardino adatto al movimento, ad esempio creando aiuole rialzate per lavorare in modo più salutare per la schiena.
- Fatti creare un programma di esercizi personalizzato da un fisioterapista, che protegga le tue articolazioni e rafforzi i tuoi muscoli.

## 5. 2 Adattamento dello stile di vita

Le malattie reumatiche influenzano notevolmente la vita quotidiana. Oltre all'alimentazione, altri fattori legati allo stile di vita giocano un ruolo decisivo nel benessere e nell'andamento della malattia. Il sonno, lo stress e il consumo di sostanze nocive hanno un impatto diretto sui processi infiammatori e sul sistema immunitario, influenzando il dolore e la resistenza generale. L'ottimizzazione di questi aspetti rappresenta spesso una sfida per i pazienti. Continua a leggere per scoprire strategie concrete per adattare il tuo stile di vita e migliorare positivamente la tua qualità della vita.

*Uno stile di vita sano con un adeguato riposo, gestione dello stress e consumo consapevole di sostanze può influenzare positivamente il decorso delle malattie reumatiche.*

## Igiene del sonno

Il sonno influisce sul benessere delle persone con malattie reumatiche. La mancanza di sonno può aumentare le citochine, noti mediatori dell'infiammazione, e così intensificare l'attività della malattia [s119]. Un buon sonno, al contrario, può alleviare sintomi come il mal di schiena [s120]. Un ritmo sonno-veglia regolare con 7-8 ore di sonno supporta il corpo. Pertanto, avere un orario fisso per andare a letto e alzarsi, anche nei fine settimana, può stabilizzare il ritmo sonno-veglia [s121]. Caffeina, alcol e nicotina dovrebbero essere evitati prima di andare a letto [s121]. Anche pasti pesanti o una forte fame disturbano il sonno, così come un'elevata assunzione di liquidi. Pertanto, è consigliabile consumare cene leggere e ridurre l'assunzione di liquidi prima di dormire [s121]. I dispositivi elettronici dovrebbero essere spenti almeno 30 minuti prima di andare a letto. La camera da letto dovrebbe essere fresca, silenziosa e buia [s121]. Una routine serale rilassante, come un bagno caldo o l'ascolto di musica, può favorire il sonno [s121]. La luce del giorno al mattino migliora la qualità del sonno e il benessere generale [s120].

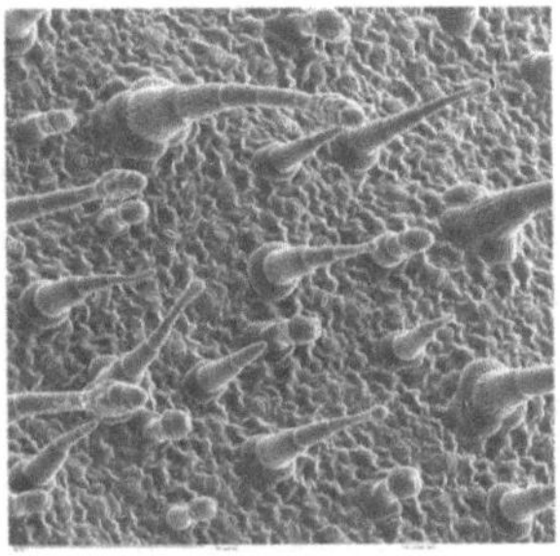

*Nicotina* [i63]

## Distribuzione delle fasi del sonno

Distribuzione tipica del ciclo del sonno.

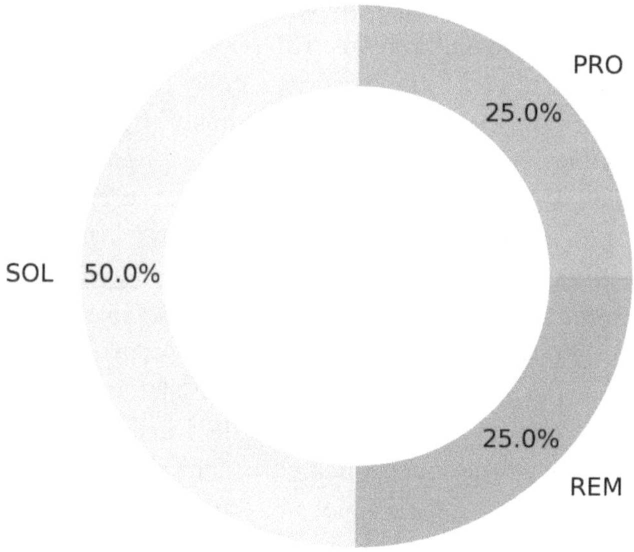


- PRO: Sonno profondo
- REM: Sonno REM
- SOL: Sonno leggero

Questo grafico visualizza la distribuzione approssimativa delle fasi del sonno durante una notte di sonno normale. Una porzione maggiore è dedicata al sonno leggero, seguita dal sonno REM e poi dal sonno profondo. L'equilibrio di queste fasi è cruciale per un sonno ristoratore e per il benessere generale. Sebbene esistano variazioni individuali, deviazioni significative da questa distribuzione generale potrebbero indicare potenziali disturbi del sonno.

## Riduzione dello stress

La gestione dello stress è un aspetto importante nella gestione delle malattie reumatiche. Lo stress psicosociale persistente può influenzare il sistema immunitario e, di conseguenza, aumentare il rischio di malattie croniche, nonché influenzare negativamente il decorso di una rheumatoiden_arthritis esistente. [s122] Chi già soffre di una malattia reumatica può ridurre gli effetti dello stress sul corpo attraverso la gestione dello stress. Tecniche di rilassamento come progressive_muskelentspannung, training autogeno o meditazione possono aiutare a ridurre lo stress e promuovere la salute fisica e mentale. Una passeggiata nel verde, ad esempio, può già contribuire al rilassamento e quindi ridurre lo stress. Anche l'esercizio regolare, come lo yoga o il nuoto, può ridurre gli ormoni dello stress e migliorare l'umore. [s123] I pazienti che reagiscono in modo sensibile allo stress tendono a presentare decorso della malattia più grave. [s123] Poiché le malattie della pelle, che spesso accompagnano le malattie reumatiche, possono intensificare i carichi psicologici come ansia o depressione, una buona gestione dello stress è essenziale per il benessere generale. [s123] Integrando strategie di coping per lo stress nella vita quotidiana, i soggetti interessati possono migliorare la loro qualità della vita e influenzare positivamente il decorso della malattia.

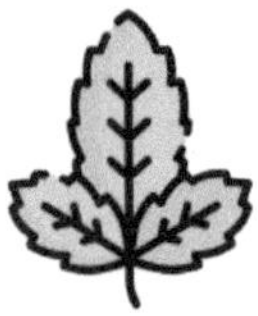

## Utile sapere

### Ormoni dello stress

Gli ormoni dello stress come il cortisolo vengono rilasciati dal corpo in situazioni di stress. Un livello di ormoni dello stress costantemente elevato può favorire le infiammazioni nel corpo e influenzare negativamente il decorso delle malattie reumatiche.

### Training autogeno

Il training autogeno è un metodo di auto-rilassamento in cui si generano calma e rilassamento nel corpo attraverso formule autosuggestive. Può aiutare a ridurre lo stress e migliorare la qualità del sonno, il che è particolarmente importante nelle malattie reumatiche.

## Impatto dei cambiamenti dello stile di vita sui livelli di stress nelle malattie reumatiche

Riduzione dello stress attraverso lo stile di vita

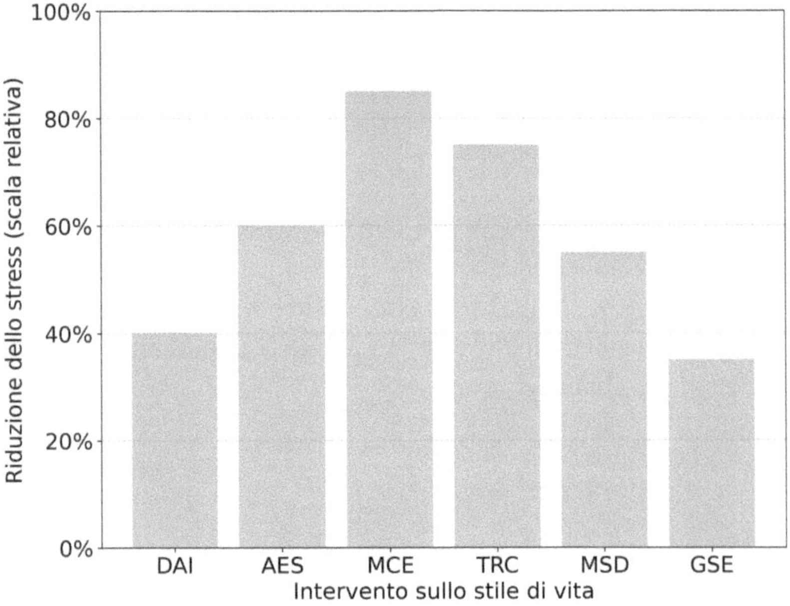


AES: Esercizio fisico regolare

DAI: Dieta antinfiammatoria

GSE: Gestione dello stress educazione

MCE: Mindfulness e meditazione

MSD: Migliorare igiene del sonno

TRC: Tecniche di rilassamento (es. Yoga, Tai Chi)

Il grafico evidenzia l'efficacia di vari interventi sullo stile di vita nella gestione dello stress, un fattore chiave che influenza i sintomi delle malattie reumatiche. Le tecniche di mindfulness e rilassamento mostrano l'impatto più significativo, suggerendo la loro importanza in un approccio olistico alla gestione di queste condizioni. Sebbene i cambiamenti nella dieta contribuiscano anche alla riduzione dello stress, il loro effetto appare meno pronunciato rispetto alle pratiche mente-corpo. Incorporare un regolare esercizio fisico e dare priorità all'igiene del sonno migliorano ulteriormente la gestione dello stress, contribuendo al benessere generale.

## Consumo di sostanze stimolanti

Il consumo di sostanze stimolanti può influenzare il decorso delle malattie reumatiche. Mentre quantità moderate di alcol possono ridurre il rischio di rheumatoide_arthritis, un consumo eccessivo di zucchero, in particolare sotto forma di bevande zuccherate, ha effetti negativi e aumenta il rischio di insorgenza di questa malattia [s124]. Anche un elevato apporto di sodio è sospettato di favorire l'artrite reumatoide [s124]. È quindi fondamentale un'alimentazione consapevole con un focus su alimenti integrali e ricchi di nutrienti. Chi desidera ridurre il consumo di sale può utilizzare erbe fresche e spezie in cucina al posto del sale e evitare i prodotti pronti ad alto contenuto di sodio. Una dieta equilibrata con molta frutta, verdura e cereali integrali fornisce vitamine e minerali importanti e ha un effetto antinfiammatorio, il che può influenzare positivamente il decorso della malattia [s124]. Anche la salute dentale potrebbe giocare un ruolo nelle malattie reumatiche, sebbene il legame esatto non sia ancora completamente chiarito [s125]. È comunque consigliabile una regolare igiene orale e visite di controllo dal dentista per prevenire infiammazioni nella cavità orale.

### Utile sapere

**Sodio**

Un minerale presente in molti alimenti, in particolare nel sale da cucina. Un apporto eccessivo di sodio può favorire le infiammazioni e aumentare la pressione sanguigna, il che può avere effetti negativi sulle malattie reumatiche. Pertanto, è consigliabile ridurre il consumo di sale e optare per alternative a basso contenuto di sodio.

## Impatto delle sostanze voluttuarie sulle condizioni reumatiche

Impatto e frequenza del consumo di sostanze voluttuarie sulle condizioni reumatiche.

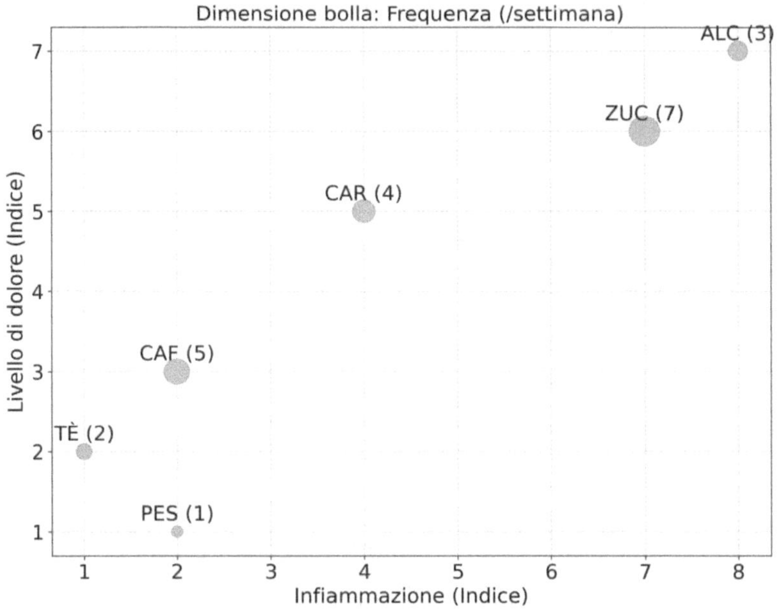


Blasengröße: Frequenza (/settimana)

| | |
|---|---|
| ALC: Alcol | CAF: Caffè |
| CAR: Carne rossa | PES: Pesce grasso |
| TÈ: Tè | ZUC: Zucchero |

Questo grafico visualizza il potenziale impatto di alcune sostanze voluttuarie sui livelli di infiammazione e dolore. Bolle più grandi indicano una maggiore frequenza di consumo. Mentre alcune sostanze voluttuarie come il caffè mostrano una potenziale correlazione positiva con la riduzione dell'infiammazione, altre come l'alcol e lo zucchero mostrano un impatto potenzialmente negativo aumentando l'infiammazione. Ciò suggerisce che ridurre il consumo di determinate sostanze voluttuarie potrebbe essere benefico per la gestione delle condizioni reumatiche. L'impatto delle singole sostanze voluttuarie può variare in modo significativo, evidenziando la necessità di approcci dietetici personalizzati.

**Consigli concreti**

- Rendi la tua serata speciale con un rituale rilassante che ti prepara al sonno. Ad esempio, bevi una tazza di tè alle erbe e leggi un libro.
- Varia la tua posizione per dormire, per alleviare i punti di pressione e sciogliere le tensioni. Prova, ad esempio, a dormire sulla schiena con un cuscino sotto le ginocchia.
- Sfrutta il potere dell'auto-massaggio. Massaggia i tuoi piedi prima di andare a letto con un olio profumato per rilassare i muscoli.
- Respira consapevolmente. Pratica esercizi di respirazione prima di addormentarti per calmarti e ridurre lo stress. Ad esempio, conta i tuoi respiri.
- Crea un ambiente per dormire che stimoli tutti i tuoi sensi. Usa oli essenziali, coperte morbide e biancheria da letto piacevole.
- Imposta una sveglia per il tuo orario di andare a letto, per ricordarti di entrare nel tuo intervallo di sonno.
- Trascorri del tempo nella natura per sostenere il tuo ritmo sonno-veglia naturale. La luce del giorno aiuta il tuo corpo a produrre melatonina.
- Ascolta suoni della natura o musica rilassante per mascherare i rumori fastidiosi e addormentarti più facilmente.
- Visualizza immagini o scene positive prima di addormentarti, per calmare i tuoi pensieri e scivolare nel sonno in modo rilassato.
- Tieni un diario del sonno per riconoscere i modelli nel tuo comportamento di sonno e migliorare consapevolmente la tua igiene del sonno.
- Prova una maschera per gli occhi o tappi per le orecchie per escludere luce e rumore e migliorare la qualità del tuo sonno.

## 5. 3 Supporto alla terapia

La terapia delle malattie reumatiche richiede un'attenta coordinazione tra farmaci e alimentazione. Gli effetti collaterali dei farmaci, come disturbi gastrointestinali o affaticamento, possono compromettere significativamente la qualità della vita e persino portare all'interruzione della terapia. Allo stesso tempo, gli alimenti influenzano l'assorbimento e l'efficacia dei farmaci. Una dieta personalizzata può migliorare la tolleranza ai farmaci e supportare il successo della terapia. Continua a leggere per scoprire come ottimizzare la tua alimentazione in base alla tua terapia.

*Una strategia nutrizionale individuale, adattata ai farmaci e allo stato di salute, è fondamentale per il successo terapeutico nelle malattie reumatiche.*

## Compatibilità dei farmaci

La compatibilità dei farmaci influisce sul successo della terapia nelle malattie reumatiche. Gli effetti collaterali possono ridurre la qualità della vita e, in alcuni casi, portare all'interruzione della terapia. Pertanto, è fondamentale riconoscere tempestivamente le possibili intolleranze e adottare misure correttive. La natura degli effetti collaterali dipende dal metabolismo individuale, dalla dose e dalla combinazione con altri farmaci. Gli effetti collaterali comuni dei farmaci reumatici includono disturbi gastrointestinali come nausea, bruciore di stomaco o diarrea. Possono anche verificarsi mal di testa, affaticamento o reazioni cutanee. Più raramente, ma in modo più grave, si possono manifestare disturbi della funzionalità epatica o renale, alterazioni del quadro ematico o un aumento del rischio di infezioni.

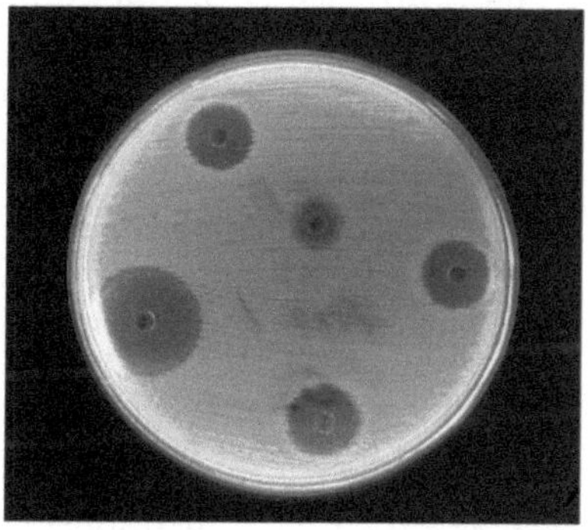

*Antibiotici* [i64]

Una dieta equilibrata può supportare la compatibilità dei farmaci. Disturbi gastrointestinali possono essere alleviati consumando alimenti facilmente digeribili come fiocchi d'avena, riso o patate. Anche l'astensione da spezie piccanti, cibi grassi e alcol può essere utile. Quando si assumono determinati farmaci, come metotrexato, è consigliabile evitare il consumo di grandi quantità di uova crude o fegato, per non sovraccaricare ulteriormente il fegato. Al contrario, un'adeguata assunzione di liquidi – almeno 1,5 litri d'acqua al giorno – può favorire l'eliminazione dei farmaci e dei loro prodotti di degradazione, riducendo così gli effetti collaterali. L'interazione tra farmaci e alimenti è un altro aspetto importante. Alcuni alimenti possono influenzare l'assorbimento o l'efficacia dei farmaci. Il succo di pompelmo inibisce, tra l'altro, la degradazione di alcuni farmaci nel fegato, aumentando così la loro efficacia e il rischio di effetti collaterali. I prodotti lattiero-caseari possono ostacolare l'assorbimento di alcuni antibiotici. Pertanto, è consigliabile consultare il proprio medico o farmacista riguardo alle possibili interazioni tra i farmaci e la propria dieta. Un elenco dettagliato di tutte le possibili interazioni supererebbe l'ambito di questa guida. Tuttavia, è consigliabile rivolgersi sempre al medico o al farmacista in caso di dubbi.

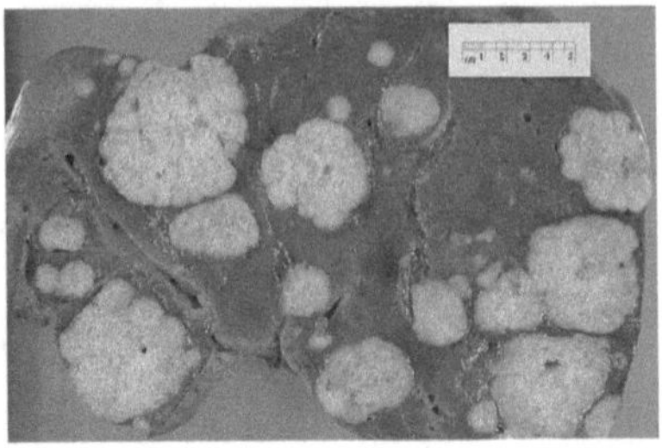

*fegato* [i65]

Oltre alla dieta, anche altri fattori possono influenzare la compatibilità dei farmaci. Questi includono:
- l'età
- il peso corporeo
- malattie preesistenti
- l'assunzione simultanea di altri farmaci
- fattori genetici.

Per ottimizzare la compatibilità dei propri farmaci, è importante seguire alcune indicazioni. Assumere sempre i farmaci secondo le istruzioni del medico. Non modificare autonomamente il dosaggio. Informare il medico su tutti i farmaci assunti, compresi quelli da banco, integratori alimentari e preparati a base di erbe. Documentare gli effetti collaterali e discuterli con il medico. Questi può eventualmente adattare il dosaggio o passare a un altro farmaco. Una buona comunicazione tra paziente e medico è fondamentale per una terapia di successo. Non esitare a porre domande e a esprimere le proprie preoccupazioni. Solo così si può garantire una terapia personalizzata in base alle proprie esigenze. È anche importante un controllo regolare dei valori ematici e delle funzioni organiche per riconoscere tempestivamente e affrontare eventuali effetti collaterali. Uno stile di vita sano, con una dieta equilibrata, esercizio fisico regolare e un adeguato riposo, può contribuire a migliorare la compatibilità dei farmaci e supportare il successo della terapia. Un esempio è l'effetto positivo degli omega-3, presenti nel pesce grasso come salmone o sgombro, sui processi infiammatori nel corpo.

## Utile sapere

**Antibiotici**

Gli antibiotici sono talvolta utilizzati nelle malattie reumatiche per combattere le infezioni che possono aggravare i sintomi. I prodotti lattiero-caseari possono influenzare l'assorbimento di alcuni antibiotici. Pertanto, è importante coordinare l'assunzione di antibiotici con la dieta per garantire l'efficacia dei farmaci.

**Metabolismo**

Il metabolismo gioca un ruolo importante nella lavorazione dei nutrienti e può influenzare l'efficacia della terapia nutrizionale nelle malattie reumatiche. Un metabolismo ben funzionante può contribuire a ridurre le infiammazioni e migliorare l'apporto di nutrienti alle articolazioni.

**Metotrexato**

Il metotrexato è un farmaco frequentemente utilizzato nelle malattie reumatiche. Alcuni alimenti, come grandi quantità di uova crude o fegato, possono sovraccaricare ulteriormente il fegato in combinazione con il metotrexato e dovrebbero quindi essere evitati. Una dieta adeguata può contribuire a migliorare la compatibilità del metotrexato e a minimizzare gli effetti collaterali.

## Tolleranza ai farmaci nel tempo

Illustra la variazione della tolleranza ai farmaci insieme a una dieta antinfiammatoria.

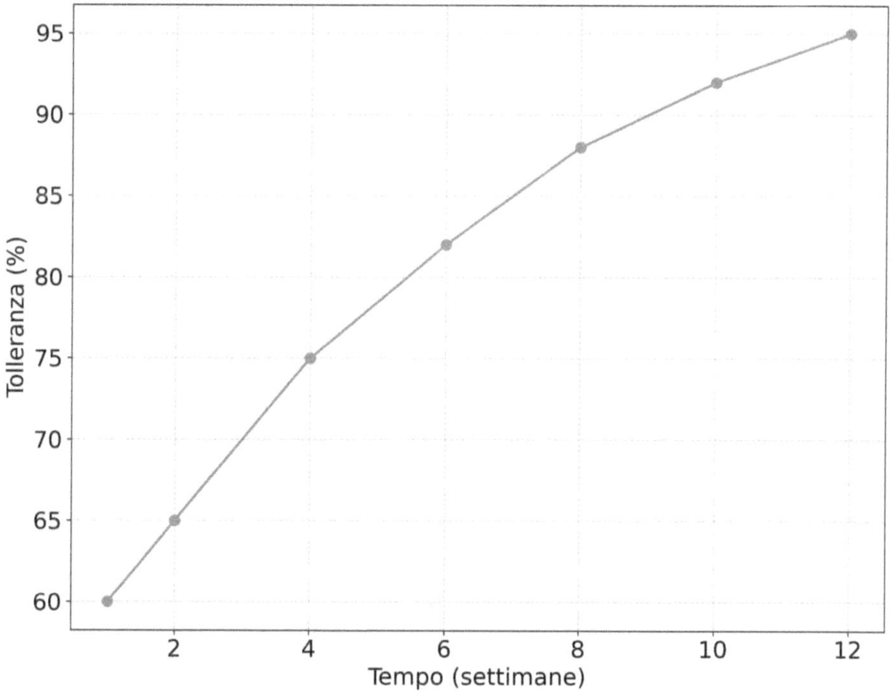


Inizialmente, la tolleranza ai farmaci potrebbe essere inferiore poiché il corpo si adatta ai cambiamenti dietetici. Nel tempo, man mano che l'infiammazione diminuisce a causa della dieta, la tolleranza ai farmaci può migliorare, consentendo potenzialmente aggiustamenti nel dosaggio. L'aumento osservato suggerisce una correlazione positiva tra una dieta antinfiammatoria e una migliore risposta ai farmaci nelle condizioni reumatiche.

## Digiuno terapeutico

Il digiuno terapeutico, l'astensione temporanea e completa da cibi solidi, può rappresentare una misura complementare nelle malattie reumatiche. Studi suggeriscono che intermittierendes_fasten, una forma di digiuno terapeutico, possa avere effetti positivi sull'attività della malattia nella psoriasi artritica (PsA), inclusi i processi infiammatori associati alle inserzioni tendinee (entesite) e alle articolazioni delle dita e delle dita dei piedi (dactilite) [s126]. È interessante notare che questi miglioramenti sembrano verificarsi indipendentemente dalle variazioni di peso, suggerendo che i periodi di digiuno stessi possano modulare l'attività immunitaria. Pertanto, una fase di digiuno, come quella praticata nel digiuno intermittente, potrebbe alleviare i disturbi reumatici attraverso la riduzione di mediatori infiammatori nel corpo. Ciò sottolinea il potenziale delle strategie alimentari temporali (cronomedicina) nella gestione delle malattie reumatiche, in particolare nella PsA [s126]. Tuttavia, la ricerca è ancora limitata e sono necessari ulteriori studi per convalidare questi risultati e per esaminare gli effetti a lungo termine del digiuno terapeutico sul decorso della malattia. Chi considera il digiuno terapeutico dovrebbe discuterne con il medico curante per valutare i rischi e i benefici individuali e sviluppare un approccio adattato alla specifica malattia e alla terapia farmacologica. Un accompagnamento medico è essenziale per evitare possibili complicazioni e garantire il successo terapeutico. Infatti, durante l'assunzione di farmaci, l'assorbimento dei nutrienti può essere compromesso dal digiuno, il che può richiedere aggiustamenti della terapia. Anche le malattie preesistenti, come il diabete o l'insufficienza renale, possono rappresentare controindicazioni al digiuno terapeutico.

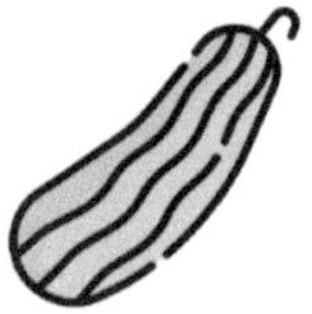

## Utile sapere

**Controindicazioni**

Fattori che sconsigliano un determinato trattamento, come il digiuno terapeutico, poiché possono comportare rischi per la salute. Nelle malattie reumatiche, alcuni farmaci o malattie concomitanti possono rappresentare controindicazioni al digiuno terapeutico.

**Mediatori infiammatori**

Sostanze chimiche nel corpo che scatenano e amplificano le infiammazioni. Attraverso un'alimentazione mirata, questi possono essere ridotti e i processi infiammatori contenuti.

**Psoriasi-Artrite (PsA)**

Una malattia articolare cronica e infiammatoria che spesso si associa alla malattia della pelle psoriasi. Un cambiamento nella dieta può contribuire ad alleviare i sintomi della PsA.

## Distribuzione delle Fasi di Digiuno

Distribuzione tipica delle fasi di un digiuno terapeutico.

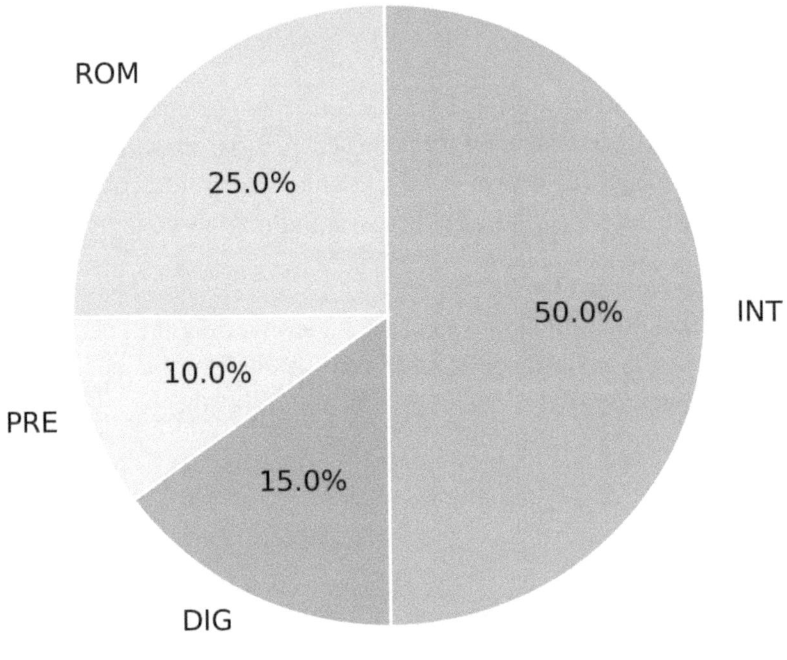


DIG: Interruzione del Digiuno

PRE: Pre-Digiuno (Preparazione)

INT: Periodo di Digiuno

ROM: Dieta di Consolidamento

La porzione più grande è dedicata al periodo di digiuno vero e proprio, evidenziandone l'importanza nell'intero processo. Le fasi pre-digiuno e di interruzione del digiuno, sebbene più brevi, sono cruciali per preparare il corpo e reintrodurre gradualmente il cibo. La fase di consolidamento sottolinea l'impegno a lungo termine per una dieta sana dopo il completamento del digiuno.

## Monitoraggio nutrizionale

Il monitoraggio nutrizionale accompagna la terapia delle malattie reumatiche e aiuta a valutare lo stato nutrizionale e a identificare precocemente le variazioni legate alla terapia. Controllare il peso consente di trarre conclusioni su una possibile carenza o eccesso di nutrienti nel corpo. Una perdita di peso non voluta può indicare un aumento del fabbisogno di nutrienti o disturbi di assorbimento, che possono essere causati dalla malattia o dalla terapia [s127]. Un aumento di peso, al contrario, può essere favorito da determinati farmaci, come il cortisone. Oltre al peso, anche i parametri di laboratorio, come ad esempio il valore dell'albumina nel sangue, sono rilevanti per la valutazione dello stato nutrizionale. L'albumina è una proteina prodotta nel fegato e funge da proteina di trasporto per diverse sostanze. Un valore di albumina basso può indicare malnutrizione o un'attività infiammatoria aumentata. Il monitoraggio dell'assunzione di nutrienti consente di identificare i pazienti a rischio di carenze. Ciò avviene attraverso protocolli alimentari, in cui i pazienti documentano l'assunzione giornaliera di cibo, o tramite interviste mirate sul comportamento alimentare. Una dieta equilibrata e adeguata alle esigenze è importante a qualsiasi età. La composizione degli alimenti dovrebbe essere adattata alle esigenze individuali e all'età [s128]. Gli integratori alimentari o i preparati vegetali dovrebbero essere assunti solo dopo consultazione con il medico, poiché possono interagire con i farmaci o causare effetti collaterali indesiderati [s128]. I risultati del monitoraggio nutrizionale servono come base per raccomandazioni dietetiche individuali. Queste possono includere, ad esempio, l'adattamento dell'apporto energetico, l'ottimizzazione dell'apporto di macro- e mikronaehrstoffversorgung o la raccomandazione di determinate forme dietetiche. In caso di un fabbisogno aumentato di proteine, può essere raccomandata una dieta ricca di proteine per favorire la costruzione muscolare e la rigenerazione. In caso di assunzione simultanea di farmaci, è importante considerare le possibili interazioni con gli alimenti.

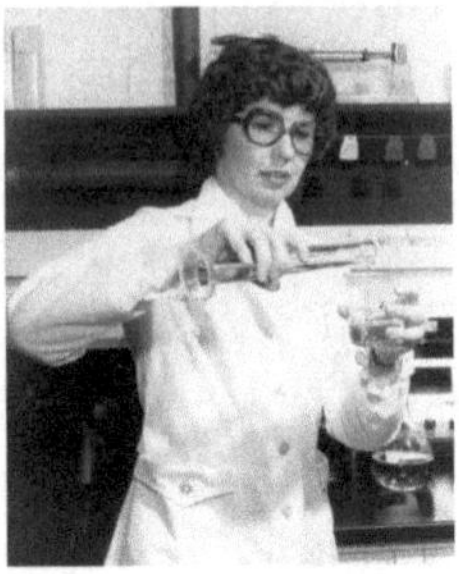

*Parametri di laboratorio* [i66]

## Utile sapere

**Proteine**

Proteine importanti per la costruzione e il mantenimento dei muscoli e di altri tessuti corporei. Nelle malattie reumatiche, un apporto proteico adeguato può mantenere la forza muscolare e supportare il processo di guarigione.

**Assorbimento**

L'assorbimento dei nutrienti dall'intestino nel sangue può essere compromesso nelle malattie reumatiche e può essere influenzato positivamente dalla dieta.

## Parametri di Monitoraggio Nutrizionale

Distribuzione dei principali parametri nutrizionali monitorati durante la terapia dietetica antinfiammatoria per le malattie reumatiche.

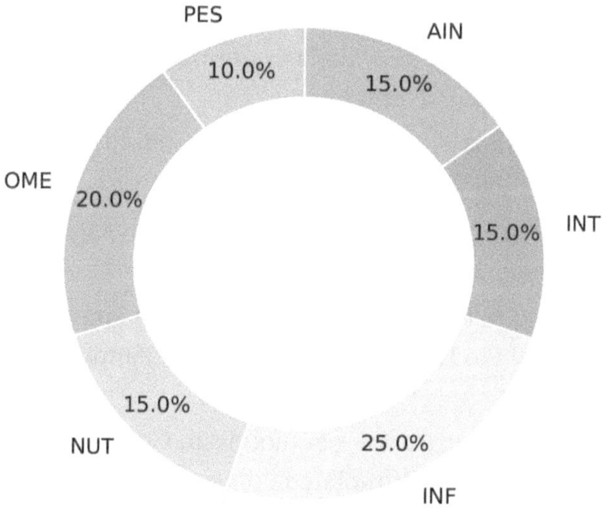


AIN: Livelli di Antiossidanti (Vitamine A, C, E)

INF: Indicatori Infiammatori (PCR, VES)

INT: Indicatori di Salute Intestinale (Diversità del Microbioma)

NUT: Assunzione di Nutrienti (Vitamine, Minerali)

OME: Assunzione di Acidi Grassi Omega-3

PES: Gestione del Peso

La visualizzazione evidenzia l'importanza relativa attribuita ai diversi fattori nutrizionali nella gestione delle condizioni reumatiche attraverso la dieta. Un segmento più ampio indica una maggiore attenzione a quel parametro specifico durante il monitoraggio. La distribuzione bilanciata suggerisce un approccio olistico alla gestione dietetica, considerando vari fattori interconnessi che influenzano l'infiammazione e la salute generale.

**Consigli concreti**

- Elabora un piano di medicazione personale che sincronizzi gli orari di assunzione dei farmaci con i pasti per ottimizzare la tolleranza.
- Sperimenta con piccoli pasti frequenti distribuiti durante la giornata per ridurre il carico sul tuo sistema digestivo e migliorare l'assorbimento dei nutrienti.
- Prepara "pasti di emergenza" che puoi preparare rapidamente e facilmente in caso di effetti collaterali imprevisti, come un brodo chiaro o una crema d'avena.
- Sviluppa una strategia per le situazioni sociali di pasti, per garantire l'aderenza alla tua dieta anche fuori casa.
- Sfrutta gli effetti positivi del calore. Riscalda leggermente i tuoi cibi prima di consumarli per supportare la digestione.
- Tieni un diario in cui documenti, oltre alla tua alimentazione, anche il tuo umore, il tuo livello di energia e i tuoi sintomi, per riconoscere le correlazioni.
- Utilizza diverse consistenze nei tuoi pasti. Combina cibi morbidi con elementi croccanti per stimolare la digestione.
- Affidati al potere della visualizzazione. Immagina come la tua alimentazione influisce positivamente sulla tua salute per rafforzare la tua motivazione.
- Impara a comprendere i tuoi farmaci e i loro possibili effetti collaterali. Parla con il tuo medico o farmacista dei tuoi rischi individuali.
- Sviluppa una strategia personalizzata per l'assunzione dei tuoi farmaci. Alcuni farmaci sono meglio tollerati con il cibo, altri a stomaco vuoto.
- Integra pause consapevoli nella tua giornata per ridurre lo stress e supportare la tua terapia.

## Revisione - 5. Misure di supporto nutrizionale

Le misure di supporto nutrizionale giocano un ruolo decisivo nella gestione delle malattie reumatiche e possono influenzare significativamente la qualità della vita. Oltre a una dieta antinfiammatoria che si concentra su alimenti integrali e ricchi di nutrienti, ci sono una serie di ulteriori misure che puoi integrare attivamente nella tua vita quotidiana per alleviare i tuoi disturbi e migliorare il tuo benessere. È fondamentale un approccio olistico che consideri movimento, rilassamento e uno stile di vita sano.

Inizia a integrare il movimento a basso impatto sulle articolazioni nella tua routine quotidiana. Attività come nuoto, acquagym, yoga o tai chi alleviano le tue articolazioni e rafforzano contemporaneamente la tua muscolatura. Anche un allenamento di forza moderato, se eseguito correttamente, può stabilizzare le articolazioni e ridurre il dolore. Assicurati di adattare l'intensità e il tipo di esercizi alle tue esigenze individuali e ai tuoi limiti fisici. Richiedi supporto professionale da fisioterapisti o allenatori specializzati per sviluppare un programma di allenamento sicuro ed efficace. Ricorda che anche brevi sessioni di movimento regolari possono avere un effetto positivo.

In aggiunta al movimento, tecniche di rilassamento come il rilassamento muscolare progressivo, l'addestramento autogeno o esercizi di mindfulness possono aiutarti a ridurre lo stress e migliorare la qualità del sonno. Lo stress ha un impatto negativo sul sistema immunitario e può intensificare i disturbi reumatici. Trova il metodo di rilassamento che meglio si adatta a te e integralo regolarmente nella tua routine quotidiana. Anche una buona igiene del sonno contribuisce in modo significativo al tuo benessere. Fai attenzione a mantenere un ritmo sonno-veglia regolare, evita caffeina, alcol e nicotina prima di andare a letto e crea un ambiente di sonno rilassante.

Un altro aspetto importante è l'uso consapevole di sostanze e farmaci. Riduci il consumo di zucchero e sale e fai attenzione a possibili interazioni tra i tuoi farmaci e la tua alimentazione. Discusso le tue abitudini alimentari e l'assunzione di integratori con il tuo medico per evitare effetti collaterali indesiderati. Il digiuno terapeutico può avere effetti positivi sulle malattie reumatiche, ma dovrebbe essere effettuato solo sotto supervisione medica. Un monitoraggio regolare dell'alimentazione, compresa la gestione del peso e il controllo di parametri di laboratorio rilevanti, ti aiuta a tenere d'occhio il tuo stato nutrizionale e a reagire tempestivamente a possibili carenze.

L'implementazione delle misure di supporto nutrizionale richiede pazienza, disciplina e un adattamento individuale alle tue esigenze personali. Non scoraggiarti se non tutte le misure funzionano immediatamente. Concentrati su obiettivi piccoli e realistici e celebra i tuoi successi. Con un approccio olistico e il supporto di professionisti, puoi influenzare attivamente i tuoi disturbi reumatici e migliorare in modo sostenibile la tua qualità della vita.

**Offerte aggiuntive gratuite in programma**

Siamo lieti di potervi offrire in futuro materiali supplementari gratuiti per questo libro:

- Un capitolo bonus esclusivo con contenuti aggiuntivi
- Un riassunto compatto dell'intero libro in formato PDF
- Una versione radiodrammatica (In Programma)

La pubblicazione di questi materiali è prevista per 2025.
Vi invitiamo a visitare il nostro sito web già da oggi. Non appena il nostro servizio newsletter sarà attivo (previsto per 2025), potrete registrarvi per ricevere aggiornamenti e non perdere alcuna novità sulle offerte aggiuntive gratuite.

www.SaageBooks.com/it/
alimentazione_per_malattie_reumatiche-bonus-2QRBIB

**Cari lettori,**

Siamo profondamente onorati che abbiate dedicato del tempo a leggere il nostro libro dall'inizio alla fine. Il nostro più grande desiderio è fornirvi preziose intuizioni e una guida pratica. La vostra fiducia nel nostro lavoro significa molto per noi. Speriamo che la lettura sia stata arricchente per voi. Se avete domande o suggerimenti, non esitate a contattarci attraverso il nostro sito web.

Se avete apprezzato questo libro, gradiremmo molto una recensione onesta. Potete facilmente lasciare la vostra valutazione onesta sulla piattaforma di vendita dove avete acquistato il libro.
Grazie per il vostro supporto!

**Bendis Saage**

Saage Media GmbH - Squadra

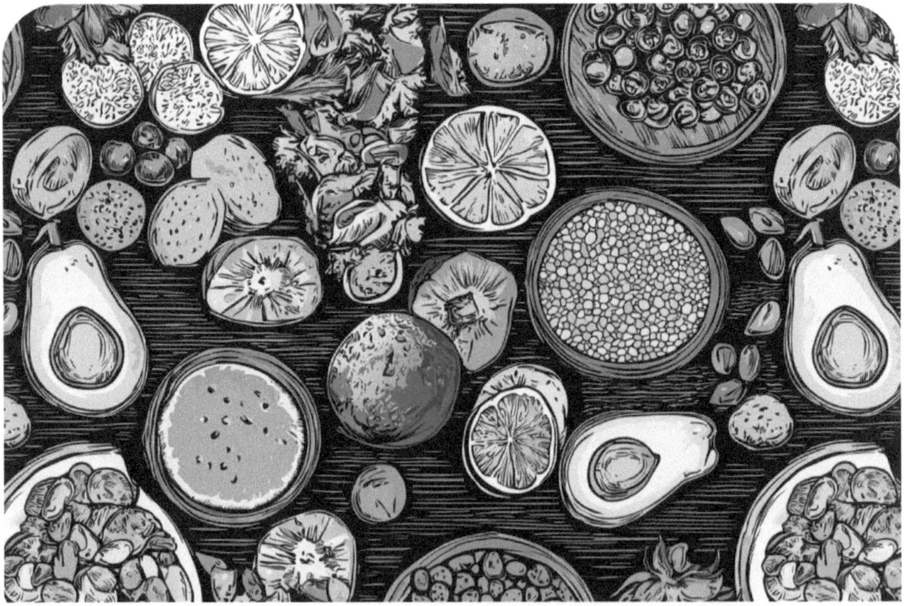

**www.SaageBooks.com/it**

Scopri di più! Il nostro sito web editoriale ti offre una vasta selezione di libri aggiuntivi. Oltre ai contenuti gratuiti e ai materiali bonus esclusivi, troverai anche informazioni approfondite sulle nostre opere. Sfoglia la nostra vasta offerta digitale e lasciati ispirare da ulteriori esperienze di lettura.

www.SaageBooks.com/it

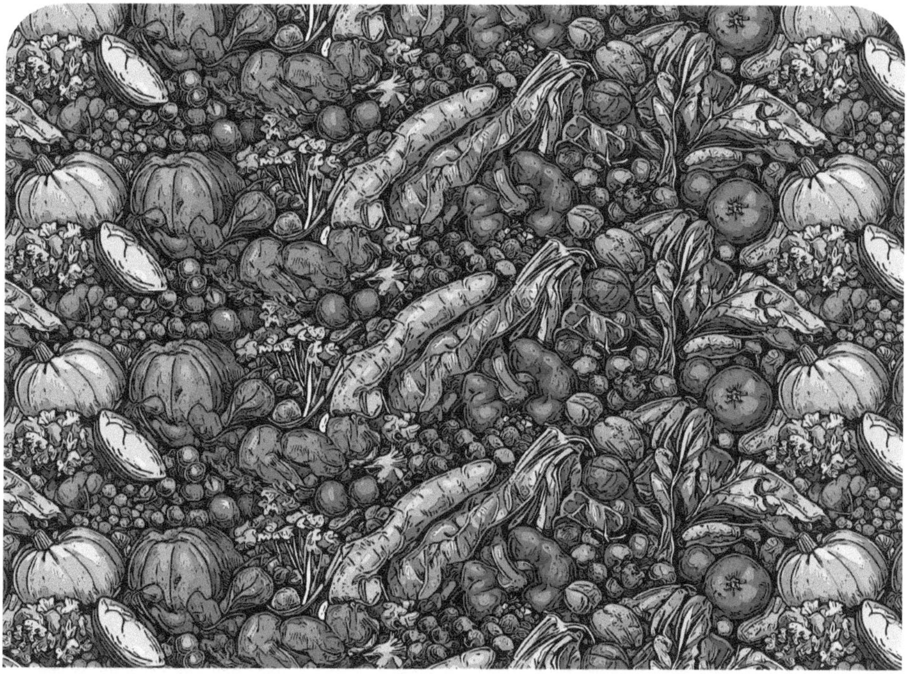

# Fonti

**I nostri sinceri ringraziamenti vanno a tutti gli autori delle fonti scientifiche e non scientifiche citate, ai gestori dei siti web referenziati e ai creatori delle immagini, grafiche e studi utilizzati, il cui prezioso lavoro ha contribuito alla creazione di questo libro.**
Per ulteriori informazioni, ti consigliamo di visitare i siti web delle fonti. Se riscontri errori di mappatura o altre incongruenze, ti preghiamo di contattarci.

Tutte le fonti sono state consultate l'ultima volta il: 2025-02-19


**[s1]** - https://pmc.ncbi.nlm.nih.gov/articles/PMC9736780/

| | | | |
|---|---|---|---|
| **Autore:** | Christoph Schäfer, Gernot Keyßer | **Titolo:** | Lifestyle Factors and Their Influence on Rheumatoid Arthritis: A Narrative Review |
| **di:** | Department of Internal Medicine II, Medical Faculty, Martin Luther University Halle-Wittenberg | **DOI:** | 10.3390/jcm11237179 |
| **Data:** | 2022 Dec 2 | **Sito web:** | PMC (PubMed Central) |
| **Editore:** | Journal of Clinical Medicine | | |

**[s2]** - https://pmc.ncbi.nlm.nih.gov/articles/PMC10710847/

| | | | |
|---|---|---|---|
| **Autore:** | Kartikey V Shekhar, Mrunmayee M Pathak, Gajanan Pisulkar | **Titolo:** | Diet and Lifestyle Impact on Rheumatoid Arthritis: A Comprehensive Review |
| **di:** | Jawaharlal Nehru Medical College, Datta Meghe Institute of Higher Education and Research | **DOI:** | 10.7759/cureus.48625 |
| **Data:** | 2023 Nov 10 | **Sito web:** | PubMed Central (PMC) |
| **Editore:** | Cureus | | |

**[s3]** - https://pmc.ncbi.nlm.nih.gov/articles/PMC11576095/

| | | | |
|---|---|---|---|
| **Autore:** | Xiaoping Yu, Haomou Pu, Margaret Voss | **Titolo:** | Overview of anti-inflammatory diets and their promising effects on non-communicable diseases |
| **DOI:** | 10.1017/S0007114524001405 | **Data:** | 2024 Oct 16 |
| **Sito web:** | PubMed Central (PMC) | **Editore:** | The British Journal of Nutrition |

**[s4]** - https://pmc.ncbi.nlm.nih.gov/articles/PMC5682732/

| | | | |
|---|---|---|---|
| **Autore:** | Shweta Khanna, Kumar Sagar Jaiswal, Bhawna Gupta | **Titolo:** | Managing Rheumatoid Arthritis with Dietary Interventions |
| **di:** | Disease Biology Laboratory, School of Biotechnology, KIIT University, Bhubaneswar, Odisha, India | **DOI:** | 10.3389/fnut.2017.00052 |
| **Data:** | 2017 Nov 8 | **Sito web:** | PubMed Central (PMC) |
| **Editore:** | Frontiers in Nutrition | | |

**[s5]** - https://pmc.ncbi.nlm.nih.gov/articles/PMC7284442/

| | | | |
|---|---|---|---|
| **Autore:** | Chiara Gioia, Bruno Lucchino, Maria Grazia Tarsitano, Cristina Iannuccelli, Manuela Di Franco | **Titolo:** | Dietary Habits and Nutrition in Rheumatoid Arthritis: Can Diet Influence Disease Development and Clinical Manifestations? |
| **di:** | Sapienza University of Rome | **DOI:** | 10.3390/nu12051456 |
| **Data:** | 2020 May 18 | **Sito web:** | PubMed Central (PMC) |
| **Editore:** | Nutrients | | |

**[s6]** - https://pmc.ncbi.nlm.nih.gov/articles/PMC8712653/

| | | | |
|---|---|---|---|
| **Autore:** | Jacopo Ciaffi, Dmitri Mitselman, Luana Mancarella, Veronica Brusi, Lucia Lisi, Piero Ruscitti, Paola Cipriani, Riccardo Meliconi, Roberto Giacomelli, Claudio Borghi, Francesco Ursini | **Titolo:** | The Effect of Ketogenic Diet on Inflammatory Arthritis and Cardiovascular Health in Rheumatic Conditions: A Mini Review |
| **di:** | Medicine and Rheumatology Unit, Istituto di Ricovero e Cura a Carattere Scientifico (IRCCS), Istituto Ortopedico Rizzoli, Bologna, Italy; Department of Medical and Surgical Sciences, Istituto di Ricovero e Cura a Carattere Scientifico (IRCCS) S. Orsola, University of Bologna, Bologna, Italy; Rheumatology Unit, Department of Biotechnological and Applied Clinical Sciences, University of L'Aquila, L'Aquila, Italy; Department of Biomedical and Neuromotor Sciences (DIBINEM), Alma Mater Studiorum University of Bologna, Bologna, Italy; Unit of Allergology, Immunology, Rheumatology, Department of Medicine, Università Campus Bio-Medico Di Roma, Rome, Italy | **DOI:** | 10.3389/fmed.2021.792846 |
| **Data:** | 2021 Dec 14 | **Sito web:** | PubMed Central (PMC) |
| **Editore:** | Frontiers in Medicine | | |

**[s7]** - https://pmc.ncbi.nlm.nih.gov/articles/PMC8435108/

| | | | |
|---|---|---|---|
| **Autore:** | Toan Do, Sarah Diamond, Caitlin Green, Malissa Warren | **Titolo:** | Nutritional Implications of Patients with Dysautonomia and Hypermobility Syndromes |
| **di:** | Oregon Health & Science University, Medical University of South Carolina, National Library of Medicine, National Institutes of Health, Department of Health and Human Services | **DOI:** | 10.1007/s13668-021-00373-1 |
| **Data:** | 2021 Sep 12 | **Sito web:** | PubMed Central (PMC) |
| **Editore:** | Current Nutrition Reports | | |

**[s8]** - https://pmc.ncbi.nlm.nih.gov/articles/PMC7284442/

| | | | |
|---|---|---|---|
| **Autore:** | Chiara Gioia, Bruno Lucchino, Maria Grazia Tarsitano, Cristina Iannuccelli, Manuela Di Franco | **Titolo:** | Dietary Habits and Nutrition in Rheumatoid Arthritis: Can Diet Influence Disease Development and Clinical Manifestations? |
| **di:** | Sapienza University of Rome | **DOI:** | 10.3390/nu12051456 |
| **Data:** | 2020 May 18 | **Sito web:** | PubMed Central (PMC) |
| **Editore:** | Nutrients | | |

**[s9]** - https://pmc.ncbi.nlm.nih.gov/articles/PMC5682732/

| | | | |
|---|---|---|---|
| **Autore:** | Shweta Khanna, Kumar Sagar Jaiswal, Bhawna Gupta | **Titolo:** | Managing Rheumatoid Arthritis with Dietary Interventions |
| **di:** | Disease Biology Laboratory, School of Biotechnology, KIIT University, Bhubaneswar, Odisha, India | **DOI:** | 10.3389/fnut.2017.00052 |
| **Data:** | 2017 Nov 8 | **Sito web:** | PubMed Central (PMC) |
| **Editore:** | Frontiers in Nutrition | | |

**[s10]** - https://pmc.ncbi.nlm.nih.gov/articles/PMC7284442/

| | | | |
|---|---|---|---|
| **Autore:** | Chiara Gioia, Bruno Lucchino, Maria Grazia Tarsitano, Cristina Iannuccelli, Manuela Di Franco | **Titolo:** | Dietary Habits and Nutrition in Rheumatoid Arthritis: Can Diet Influence Disease Development and Clinical Manifestations? |
| **di:** | Sapienza University of Rome | **DOI:** | 10.3390/nu12051456 |
| **Data:** | 2020 May 18 | **Sito web:** | PubMed Central (PMC) |
| **Editore:** | Nutrients | | |

**[s11]** - https://pmc.ncbi.nlm.nih.gov/articles/PMC10300823/

| | | | |
|---|---|---|---|
| **Autore:** | Sofia Charneca, Ana Hernando, Patricia Costa-Reis, Catarina Sousa Guerreiro | **Titolo:** | Beyond Seasoning—The Role of Herbs and Spices in Rheumatic Diseases |
| **DOI:** | 10.3390/nu15122812 | **Data:** | 2023 Jun 20 |
| **Sito web:** | PubMed Central (PMC) | **Editore:** | Nutrients |

[s12] - https://pmc.ncbi.nlm.nih.gov/articles/PMC9654013/

| | | | |
|---|---|---|---|
| **Autore:** | Pura Ballester, Begoña Cerdá, Raúl Arcusa, Javier Marhuenda, Karen Yamedjeu, Pilar Zafrilla | **Titolo:** | Effect of Ginger on Inflammatory Diseases |
| **di:** | Nutrition, Oxidative Stress and Bioavailability Group, Degree in Pharmacy, Faculty of Health Sciences, Catholic University of San Antonio de Murcia, 30107 Murcia, Spain | **DOI:** | 10.3390/molecules27217223 |
| **Data:** | 2022 Oct 25 | **Sito web:** | PubMed Central (PMC) |

[s13] - https://pmc.ncbi.nlm.nih.gov/articles/PMC6588481/

| | | | |
|---|---|---|---|
| **Autore:** | Haroon Khan, Antoni Sureda, Tarun Belwal, Sümeyra ÇETİNKAYA, İpek SÜNTAR, Silvia Tejada, Hari Prasad Devkota, Hammad Ullah, Michael Aschner | **Titolo:** | Polyphenols in the treatment of autoimmune diseases |
| **DOI:** | 10.1016/j.autrev.2019.05.001 | **Data:** | 2019 May 3 |
| **Sito web:** | PubMed Central (PMC) | | |

[s14] - https://pmc.ncbi.nlm.nih.gov/articles/PMC3150191/

| | | | |
|---|---|---|---|
| **Autore:** | Jörg Jerosch | **Titolo:** | Effects of Glucosamine and Chondroitin Sulfate on Cartilage Metabolism in OA: Outlook on Other Nutrient Partners Especially Omega-3 Fatty Acids |
| **DOI:** | 10.1155/2011/969012 | **Data:** | 2011 Aug 2 |
| **Sito web:** | PubMed Central (PMC) | **Editore:** | International Journal of Rheumatology |

[s15] - https://pmc.ncbi.nlm.nih.gov/articles/PMC3011108/

| | | | |
|---|---|---|---|
| **Autore:** | Joseph C Maroon, Jeffrey W Bost, Adara Maroon | **Titolo:** | Natural anti-inflammatory agents for pain relief |
| **di:** | University of Pittsburgh Medical Center; Vanderbilt University | **DOI:** | 10.4103/2152-7806.73804 |
| **Data:** | 2010 Dec 13 | **Sito web:** | PubMed Central (PMC) |
| **Editore:** | Surgical Neurology International | | |

[s16] - https://pmc.ncbi.nlm.nih.gov/articles/PMC10710847/

| | | | |
|---|---|---|---|
| **Autore:** | Kartikey V Shekhar, Mrunmayee M Pathak, Gajanan Pisulkar | **Titolo:** | Diet and Lifestyle Impact on Rheumatoid Arthritis: A Comprehensive Review |
| **di:** | Jawaharlal Nehru Medical College, Datta Meghe Institute of Higher Education and Research, Wardha, IND | **DOI:** | 10.7759/cureus.48625 |
| **Data:** | 2023 Nov 10 | **Sito web:** | PubMed Central (PMC) |
| **Editore:** | Cureus | | |

[s17] - https://pmc.ncbi.nlm.nih.gov/articles/PMC7284442/

| | | | |
|---|---|---|---|
| **Autore:** | Chiara Gioia, Bruno Lucchino, Maria Grazia Tarsitano, Cristina Iannuccelli, Manuela Di Franco | **Titolo:** | Dietary Habits and Nutrition in Rheumatoid Arthritis: Can Diet Influence Disease Development and Clinical Manifestations? |
| **di:** | Sapienza University of Rome | **DOI:** | 10.3390/nu12051456 |
| **Data:** | 2020 May 18 | **Sito web:** | PubMed Central (PMC) |
| **Editore:** | Nutrients | | |

**[s18]** - https://pmc.ncbi.nlm.nih.gov/articles/PMC8878187/

| | | | |
|---|---|---|---|
| **Autore:** | Maurizio Cutolo, Elena Nikiphorou | **Titolo:** | Nutrition and Diet in Rheumatoid Arthritis |
| **DOI:** | 10.3390/nu14040888 | **Data:** | 2022 Feb 19 |
| **Sito web:** | PubMed Central (PMC) | **Editore:** | Nutrients |

**[s19]** - https://pmc.ncbi.nlm.nih.gov/articles/PMC8779769/

| | | | |
|---|---|---|---|
| **Autore:** | Saikat Mitra, Shyamjit Paul, Sumon Roy, Hriday Sutradhar, Talha Bin Emran, Firzan Nainu, Mayeen Uddin Khandaker, Mohammed Almalki, Polrat Wilairatana, Mohammad S Mubarak | **Titolo:** | Exploring the Immune-Boosting Functions of Vitamins and Minerals as Nutritional Food Bioactive Compounds: A Comprehensive Review |
| **DOI:** | 10.3390/molecules27020555 | **Data:** | 2022 Jan 16 |
| **Sito web:** | PubMed Central (PMC) | **Editore:** | Molecules |

**[s20]** - https://pmc.ncbi.nlm.nih.gov/articles/PMC7284442/

| | | | |
|---|---|---|---|
| **Autore:** | Chiara Gioia, Bruno Lucchino, Maria Grazia Tarsitano, Cristina Iannuccelli, Manuela Di Franco | **Titolo:** | Dietary Habits and Nutrition in Rheumatoid Arthritis: Can Diet Influence Disease Development and Clinical Manifestations? |
| **di:** | Sapienza University of Rome | **DOI:** | 10.3390/nu12051456 |
| **Data:** | 2020 May 18 | **Sito web:** | PubMed Central (PMC) |
| **Editore:** | Nutrients | | |

**[s21]** - https://pmc.ncbi.nlm.nih.gov/articles/PMC3150191/

| | | | |
|---|---|---|---|
| **Autore:** | Jörg Jerosch | **Titolo:** | Effects of Glucosamine and Chondroitin Sulfate on Cartilage Metabolism in OA: Outlook on Other Nutrient Partners Especially Omega-3 Fatty Acids |
| **di:** | Department of Orthopedics, Trauma Surgery and Sports Medicine, Johanna-Etienne Hospital, 41462 Neuss, Germany | **DOI:** | 10.1155/2011/969012 |
| **Data:** | 2011 Aug 2 | **Sito web:** | PubMed Central (PMC) |
| **Editore:** | International Journal of Rheumatology | | |

**[s22]** - https://pmc.ncbi.nlm.nih.gov/articles/PMC9025331/

| | | | |
|---|---|---|---|
| **Autore:** | Sylvain Mathieu, Martin Soubrier, Cedric Peirs, Laurent-Emmanuel Monfoulet, Yves Boirie, Anne Tournadre | **Titolo:** | A Meta-Analysis of the Impact of Nutritional Supplementation on Osteoarthritis Symptoms |
| **di:** | Service de Rhumatologie, Centre Hospitalier Universitaire Gabriel Montpied; Neuro-Dol, Inserm, CHU Clermont-Ferrand, Université Clermont Auvergne; CRNH Auvergne, Unité de Nutrition Humaine, INRAE, Université Clermont Auvergne; Service de Nutrition Clinique, CHU Gabriel Montpied | **DOI:** | 10.3390/nu14081607 |
| **Data:** | 2022 Apr 12 | **Sito web:** | PubMed Central (PMC) |
| **Editore:** | Nutrients | | |

**[s23]** - https://pmc.ncbi.nlm.nih.gov/articles/PMC5682732/

| | | | |
|---|---|---|---|
| **Autore:** | Shweta Khanna, Kumar Sagar Jaiswal, Bhawna Gupta | **Titolo:** | Managing Rheumatoid Arthritis with Dietary Interventions |
| **di:** | Disease Biology Laboratory, School of Biotechnology, KIIT University, Bhubaneswar, Odisha, India | **DOI:** | 10.3389/fnut.2017.00052 |
| **Data:** | 2017 Nov 8 | **Sito web:** | PubMed Central (PMC) |
| **Editore:** | Frontiers in Nutrition | | |

**[s24]** - https://www.ncbi.nlm.nih.gov/books/NBK493173/

| | | | |
|---|---|---|---|
| **Autore:** | Roma Pahwa, Amandeep Goyal, Ishwarlal Jialal | **Titolo:** | Chronic Inflammation |
| **di:** | StatPearls Publishing | **Data:** | 2023/08/07 |
| **Sito web:** | NCBI Bookshelf | **Editore:** | StatPearls Publishing |

**[s25]** - https://pmc.ncbi.nlm.nih.gov/articles/PMC9650935/

| | | | |
|---|---|---|---|
| **Autore:** | Tanvi Banait, Anil Wanjari, Vedika Danade, Shashank Banait, Jyoti Jain | **Titolo:** | Role of High-Sensitivity C-reactive Protein (Hs-CRP) in Non-communicable Diseases: A Review |
| **di:** | Jawaharlal Nehru Medical College, Datta Meghe Institute of Medical Sciences; Mahatma Gandhi Institute of Medical Sciences | **DOI:** | 10.7759/cureus.30225 |
| **Data:** | 2022 Oct 12 | **Sito web:** | PMC (PubMed Central) |
| **Editore:** | Cureus | | |

**[s26]** - https://pmc.ncbi.nlm.nih.gov/articles/PMC10773664/

| | | | |
|---|---|---|---|
| **Autore:** | Tariq Aziz, Nageen Hussain, Zunaira Hameed, Lin Lin | **Titolo:** | Elucidating the role of diet in maintaining gut health to reduce the risk of obesity, cardiovascular and other age-related inflammatory diseases: recent challenges and future recommendations |
| **DOI:** | 10.1080/19490976.2023.2297864 | **Data:** | 2024 Jan 4 |
| **Sito web:** | PubMed Central (PMC) | **Editore:** | Gut Microbes |

**[s27]** - https://pmc.ncbi.nlm.nih.gov/articles/PMC10343808/

| | | | |
|---|---|---|---|
| **Autore:** | Tariq Aziz, Ayaz Ali Khan, Athina Tzora, Chrysoula (Chrysa) Voidarou, Ioannis Skoufos | **Titolo:** | Dietary Implications of the Bidirectional Relationship between the Gut Microflora and Inflammatory Diseases with Special Emphasis on Irritable Bowel Disease: Current and Future Perspective |
| **di:** | University of Ioannina; University of Malakand | **DOI:** | 10.3390/nu15132956 |
| **Data:** | 2023 Jun 29 | **Sito web:** | PubMed Central (PMC) |
| **Editore:** | MDPI | | |

**[s28]** - https://pmc.ncbi.nlm.nih.gov/articles/PMC3623013/

| | | | |
|---|---|---|---|
| **Autore:** | Heather K Vincent, Kendrick Heywood, Jacob Connelley, Robert W Hurley | **Titolo:** | Weight Loss and Obesity in the Treatment and Prevention of Osteoarthritis |
| **di:** | University of Florida | **DOI:** | 10.1016/j.pmrj.2012.01.005 |
| **Data:** | 2012 May | **Sito web:** | PubMed Central (PMC) |

**[s29]** - https://pmc.ncbi.nlm.nih.gov/articles/PMC1483173/

| | | | |
|---|---|---|---|
| **Autore:** | Steven E Shoelson; Jongsoon Lee; Allison B Goldfine | **Titolo:** | Inflammation and insulin resistance |
| **di:** | Joslin Diabetes Center and Department of Medicine, Harvard Medical School, Boston, Massachusetts, USA. | **DOI:** | 10.1172/JCI29069 |
| **Data:** | 2006 Jul 3 | **Sito web:** | PubMed Central (PMC) |
| **Editore:** | Journal of Clinical Investigation | | |

**[s30]** - https://pmc.ncbi.nlm.nih.gov/articles/PMC3372428/

| | | | |
|---|---|---|---|
| **Autore:** | Margarethe M Bosma-den Boer, Marie-Louise van Wetten, Leo Pruimboom | **Titolo:** | Chronic inflammatory diseases are stimulated by current lifestyle: how diet, stress levels and medication prevent our body from recovering |
| **di:** | PubMed Central (PMC) | **DOI:** | 10.1186/1743-7075-9-32 |
| **Data:** | 2012 Apr 17 | **Sito web:** | pmc.ncbi.nlm.nih.gov |
| **Editore:** | Nutrition & Metabolism | | |

**[s31]** - https://pmc.ncbi.nlm.nih.gov/articles/PMC7188661/

| | | | |
|---|---|---|---|
| **Autore:** | Débora da Luz Scheffer, Alexandra Latini | **Titolo:** | Exercise-induced immune system response: Anti-inflammatory status on peripheral and central organs |
| **DOI:** | 10.1016/j.bbadis.2020.165823 | **Data:** | 2020 Apr 29 |
| **Sito web:** | PubMed Central (PMC) | **Editore:** | Biochimica et Biophysica Acta. Molecular Basis of Disease |

**[s32]** - https://pmc.ncbi.nlm.nih.gov/articles/PMC10710847/

| | | | |
|---|---|---|---|
| **Autore:** | Kartikey V Shekhar; Mrunmayee M Pathak; Gajanan Pisulkar | **Titolo:** | Diet and Lifestyle Impact on Rheumatoid Arthritis: A Comprehensive Review |
| **di:** | Jawaharlal Nehru Medical College, Datta Meghe Institute of Higher Education and Research | **DOI:** | 10.7759/cureus.48625 |
| **Data:** | 2023 Nov 10 | **Sito web:** | PubMed Central (PMC) |
| **Editore:** | Cureus | | |

**[s33]** - https://pmc.ncbi.nlm.nih.gov/articles/PMC8620243/

| | | | |
|---|---|---|---|
| **Autore:** | Camilla Barbero Mazzucca, Davide Raineri, Giuseppe Cappellano, Annalisa Chiocchetti | **Titolo:** | How to Tackle the Relationship between Autoimmune Diseases and Diet: Well Begun Is Half-Done |
| **di:** | Università del Piemonte Orientale | **DOI:** | 10.3390/nu13113956 |
| **Data:** | 2021 Nov 5 | **Sito web:** | PubMed Central (PMC) |
| **Editore:** | MDPI | | |

**[s34]** - https://pmc.ncbi.nlm.nih.gov/articles/PMC7284442/

| | | | |
|---|---|---|---|
| **Autore:** | Chiara Gioia, Bruno Lucchino, Maria Grazia Tarsitano, Cristina Iannuccelli, Manuela Di Franco | **Titolo:** | Dietary Habits and Nutrition in Rheumatoid Arthritis: Can Diet Influence Disease Development and Clinical Manifestations? |
| **di:** | Sapienza University of Rome | **DOI:** | 10.3390/nu12051456 |
| **Data:** | 2020 May 18 | **Sito web:** | PubMed Central (PMC) |

**[s35]** - https://pmc.ncbi.nlm.nih.gov/articles/PMC8878187/

| | | | |
|---|---|---|---|
| **Autore:** | Maurizio Cutolo, Elena Nikiphorou | **Titolo:** | Nutrition and Diet in Rheumatoid Arthritis |
| **DOI:** | 10.3390/nu14040888 | **Data:** | 2022 Feb 19 |
| **Sito web:** | PubMed Central (PMC) | **Editore:** | Nutrients |

**[s36]** - https://pmc.ncbi.nlm.nih.gov/articles/PMC7362115/

| | | | |
|---|---|---|---|
| **Autore:** | Ifigenia Kostoglou-Athanassiou, Lambros Athanassiou, Panagiotis Athanassiou | **Titolo:** | The Effect of Omega-3 Fatty Acids on Rheumatoid Arthritis |
| **DOI:** | 10.31138/mjr.31.2.190 | **Data:** | 2020 Jun 30 |
| **Sito web:** | PubMed Central (PMC) | **Editore:** | Mediterranean Journal of Rheumatology |

**[s37]** - https://pmc.ncbi.nlm.nih.gov/articles/PMC7284442/

| | | | |
|---|---|---|---|
| **Autore:** | Chiara Gioia, Bruno Lucchino, Maria Grazia Tarsitano, Cristina Iannuccelli, Manuela Di Franco | **Titolo:** | Dietary Habits and Nutrition in Rheumatoid Arthritis: Can Diet Influence Disease Development and Clinical Manifestations? |
| **di:** | Sapienza University of Rome | **DOI:** | 10.3390/nu12051456 |
| **Data:** | 2020 May 18 | **Sito web:** | PubMed Central (PMC) |
| **Editore:** | Nutrients | | |

**[s38]** - https://pmc.ncbi.nlm.nih.gov/articles/PMC9736780/

| | | | |
|---|---|---|---|
| **Autore:** | Christoph Schäfer, Gernot Keyßer | **Titolo:** | Lifestyle Factors and Their Influence on Rheumatoid Arthritis: A Narrative Review |
| **di:** | Martin Luther University Halle-Wittenberg | **DOI:** | 10.3390/jcm11237179 |
| **Data:** | 2022 Dec 2 | **Sito web:** | PubMed Central (PMC) |
| **Editore:** | Journal of Clinical Medicine | | |

**[s39]** - https://pmc.ncbi.nlm.nih.gov/articles/PMC7284442/

| | | | |
|---|---|---|---|
| **Autore:** | Chiara Gioia, Bruno Lucchino, Maria Grazia Tarsitano, Cristina Iannuccelli, Manuela Di Franco | **Titolo:** | Dietary Habits and Nutrition in Rheumatoid Arthritis: Can Diet Influence Disease Development and Clinical Manifestations? |
| **di:** | Sapienza University of Rome | **DOI:** | 10.3390/nu12051456 |
| **Data:** | 2020 May 18 | **Sito web:** | PubMed Central (PMC) |
| **Editore:** | Nutrients | | |

**[s40]** - https://dx.doi.org/10.3390/nu14040888

| | | | |
|---|---|---|---|
| **Autore:** | Maurizio Cutolo, Elena Nikiphorou | **Titolo:** | Nutrition and Diet in Rheumatoid Arthritis |
| **di:** | Multidisciplinary Digital Publishing Institute | **DOI:** | 10.3390/nu14040888 |
| **Data:** | 2022-02-19 | **Sito web:** | MDPI |
| **Editore:** | Multidisciplinary Digital Publishing Institute | | |

**[s41]** - https://www.ncbi.nlm.nih.gov/pmc/articles/PMC9025922/

| | | | |
|---|---|---|---|
| **Autore:** | Camilla Barbero Mazzucca, Lorenza Scotti, Giuseppe Cappellano, Francesco Barone-Adesi, Annalisa Chiocchetti | **Titolo:** | Nutrition and Rheumatoid Arthritis Onset: A Prospective Analysis Using the UK Biobank |
| **DOI:** | 10.3390/nu14081554 | **Data:** | 2022 Apr 8 |
| **Sito web:** | PubMed Central (PMC) | **Editore:** | Nutrients |

**[s42]** - https://pmc.ncbi.nlm.nih.gov/articles/PMC10710847/

| | | | |
|---|---|---|---|
| **Autore:** | Kartikey V Shekhar, Mrunmayee M Pathak, Gajanan Pisulkar | **Titolo:** | Diet and Lifestyle Impact on Rheumatoid Arthritis: A Comprehensive Review |
| **di:** | Jawaharlal Nehru Medical College, Datta Meghe Institute of Higher Education and Research | **DOI:** | 10.7759/cureus.48625 |
| **Data:** | 2023 Nov 10 | **Sito web:** | PubMed Central (PMC) |
| **Editore:** | Cureus | | |

**[s43]** - https://pmc.ncbi.nlm.nih.gov/articles/PMC5682732/

| | | | |
|---|---|---|---|
| **Autore:** | Shweta Khanna, Kumar Sagar Jaiswal, Bhawna Gupta | **Titolo:** | Managing Rheumatoid Arthritis with Dietary Interventions |
| **di:** | Disease Biology Laboratory, School of Biotechnology, KIIT University, Bhubaneswar, Odisha, India | **DOI:** | 10.3389/fnut.2017.00052 |
| **Data:** | 2017 Nov 8 | **Sito web:** | PubMed Central (PMC) |
| **Editore:** | Frontiers in Nutrition | | |

**[s44]** - https://pmc.ncbi.nlm.nih.gov/articles/PMC6836071/

| | | | |
|---|---|---|---|
| **Autore:** | Julian Häger, Holger Bang, Melanie Hagen, Michael Frech, Pascal Träger, Maria V Sokolova, Ulrike Steffen, Koray Tascilar, Kerstin Sarter, Georg Schett, Jürgen Rech, Mario M Zaiss | **Titolo:** | The Role of Dietary Fiber in Rheumatoid Arthritis Patients: A Feasibility Study |
| **di:** | Friedrich-Alexander University (FAU) Erlangen-Nürnberg and Universitä tsklinikum Erlangen; Melio.Care GmbH | **DOI:** | 10.3390/nu11102392 |
| **Data:** | 2019 Oct 7 | **Sito web:** | PubMed Central (PMC) |
| **Editore:** | Nutrients | | |

**[s45]** - https://pmc.ncbi.nlm.nih.gov/articles/PMC9180920/

| | | | |
|---|---|---|---|
| **Autore:** | Maria Cuevas-Cervera, Jose Javier Perez-Montilla, Ana Gonzalez-Muñ oz, Maria Carmen Garcia-Rios, Santiago Navarro-Ledesma | **Titolo:** | The Effectiveness of Intermittent Fasting, Time Restricted Feeding, Caloric Restriction, a Ketogenic Diet and the Mediterranean Diet as Part of the Treatment Plan to Improve Health and Chronic Musculoskeletal Pain: A Systematic Review |
| **di:** | University of Granada; Clínica Ana González | **DOI:** | 10.3390/ijerph19116698 |
| **Data:** | 2022 May 30 | **Sito web:** | PubMed Central (PMC) |
| **Editore:** | International Journal of Environmental Research and Public Health | | |

**[s46]** - https://pmc.ncbi.nlm.nih.gov/articles/PMC9177623/

| | | | |
|---|---|---|---|
| **Autore:** | Samantha C Truman, Michael D Wirth, Swann Arp Adams, Gabrielle M Turner-McGrievy, Kelly E Reiss, James R Hébert | **Titolo:** | Meal Timing, Distribution of Macronutrients, and Inflammation among African-American Women: A Cross-Sectional Study |
| **di:** | University of South Carolina | **DOI:** | 10.1080/07420528.2022.2053702 |
| **Data:** | 2022 Apr 5 | **Sito web:** | PubMed Central (PMC) |
| **Editore:** | Taylor & Francis | | |

**[s47]** - https://pmc.ncbi.nlm.nih.gov/articles/PMC3150191/

| | | | |
|---|---|---|---|
| **Autore:** | Jörg Jerosch | **Titolo:** | Effects of Glucosamine and Chondroitin Sulfate on Cartilage Metabolism in OA: Outlook on Other Nutrient Partners Especially Omega-3 Fatty Acids |
| **DOI:** | 10.1155/2011/969012 | **Data:** | 2011 Aug 2 |
| **Sito web:** | PubMed Central (PMC) | **Editore:** | International Journal of Rheumatology |

**[s48]** - https://pmc.ncbi.nlm.nih.gov/articles/PMC7284442/

| | | | |
|---|---|---|---|
| **Autore:** | Chiara Gioia, Bruno Lucchino, Maria Grazia Tarsitano, Cristina Iannuccelli, Manuela Di Franco | **Titolo:** | Dietary Habits and Nutrition in Rheumatoid Arthritis: Can Diet Influence Disease Development and Clinical Manifestations? |
| **di:** | Sapienza University of Rome | **DOI:** | 10.3390/nu12051456 |
| **Data:** | 2020 May 18 | **Sito web:** | PubMed Central (PMC) |
| **Editore:** | Nutrients | | |

**[s49]** - https://dx.doi.org/10.1186/s13075-022-02781-2

| | | | |
|---|---|---|---|
| **Autore:** | Johanna Sigaux, Sylvain Mathieu, Yann Nguyen, Pauline Sanchez, Jean-Guillaume Letarouilly, Martin Soubrier, Sébastien Czernichow, René -Marc Flipo, Jérémie Sellam, Claire Daïen | **Titolo:** | Impact of type and dose of oral polyunsaturated fatty acid supplementation on disease activity in inflammatory rheumatic diseases: a systematic literature review and meta-analysis |
| **di:** | BioMed Central | **DOI:** | 10.1186/s13075-022-02781-2 |
| **Data:** | 2022-05-07 | **Sito web:** | Arthritis Research & Therapy |
| **Editore:** | BioMed Central | | |

**[s50]** - https://pmc.ncbi.nlm.nih.gov/articles/PMC5682732/

| | | | |
|---|---|---|---|
| **Autore:** | Shweta Khanna, Kumar Sagar Jaiswal, Bhawna Gupta | **Titolo:** | Managing Rheumatoid Arthritis with Dietary Interventions |
| **di:** | KIIT University | **DOI:** | 10.3389/fnut.2017.00052 |
| **Data:** | 2017 Nov 8 | **Sito web:** | PubMed Central (PMC) |
| **Editore:** | Frontiers in Nutrition | | |

**[s51]** - https://pmc.ncbi.nlm.nih.gov/articles/PMC10300823/

| | | | |
|---|---|---|---|
| **Autore:** | Sofia Charneca, Ana Hernando, Patrí cia Costa-Reis, Catarina Sousa Guerreiro | **Titolo:** | Beyond Seasoning—The Role of Herbs and Spices in Rheumatic Diseases |
| **di:** | Laboratório de Nutrição, Faculdade de Medicina, Universidade de Lisboa | **DOI:** | 10.3390/nu15122812 |
| **Data:** | 2023 Jun 20 | **Sito web:** | PubMed Central (PMC) |
| **Editore:** | Nutrients | | |

**[s52]** - https://www.ncbi.nlm.nih.gov/pmc/articles/PMC9025331/

| | | | |
|---|---|---|---|
| **Autore:** | Sylvain Mathieu, Martin Soubrier, Cedric Peirs, Laurent-Emmanuel Monfoulet, Yves Boirie, Anne Tournadre | **Titolo:** | A Meta-Analysis of the Impact of Nutritional Supplementation on Osteoarthritis Symptoms |
| **di:** | Service de Rhumatologie, Centre Hospitalier Universitaire Gabriel Montpied, Neuro-Dol, Inserm, CHU Clermont-Ferrand, Université Clermont Auvergne, CRNH Auvergne, Unité de Nutrition Humaine, INRAE, Service de Nutrition Clinique, CHU Gabriel Montpied | **DOI:** | 10.3390/nu14081607 |
| **Data:** | 2022 Apr 12 | **Sito web:** | PubMed Central (PMC) |
| **Editore:** | Nutrients | | |

**[s53]** - https://pmc.ncbi.nlm.nih.gov/articles/PMC8712653/

| | | | |
|---|---|---|---|
| **Autore:** | Jacopo Ciaffi, Dmitri Mitselman, Luana Mancarella, Veronica Brusi, Lucia Lisi, Piero Ruscitti, Paola Cipriani, Riccardo Meliconi, Roberto Giacomelli, Claudio Borghi, Francesco Ursini | **Titolo:** | The Effect of Ketogenic Diet on Inflammatory Arthritis and Cardiovascular Health in Rheumatic Conditions: A Mini Review |
| **DOI:** | 10.3389/fmed.2021.792846 | **Data:** | 2021 Dec 14 |
| **Sito web:** | PubMed Central (PMC) | **Editore:** | Frontiers in Medicine |

**[s54]** - https://pmc.ncbi.nlm.nih.gov/articles/PMC4238740/

| | | | |
|---|---|---|---|
| **Autore:** | H Bliddal, A R Leeds, R Christensen | **Titolo:** | Osteoarthritis, obesity and weight loss: evidence, hypotheses and horizons – a scoping review |
| **di:** | National Center for Biotechnology Information (NCBI) | **DOI:** | 10.1111/obr.12173 |
| **Data:** | 2014 Apr 22 | **Sito web:** | PMC (PubMed Central) |
| **Editore:** | Obesity Reviews | | |

**[s55]** - https://pmc.ncbi.nlm.nih.gov/articles/PMC6142028/

| | | | |
|---|---|---|---|
| **Autore:** | Marta Skoczyńska, Jerzy Świerkot | **Titolo:** | The role of diet in rheumatoid arthritis |
| **DOI:** | 10.5114/reum.2018.77979 | **Data:** | 2018 Aug 31 |
| **Sito web:** | PubMed Central (PMC) | | |

**[s56]** - https://pmc.ncbi.nlm.nih.gov/articles/PMC3150191/

| | | | |
|---|---|---|---|
| **Autore:** | Jörg Jerosch | **Titolo:** | Effects of Glucosamine and Chondroitin Sulfate on Cartilage Metabolism in OA: Outlook on Other Nutrient Partners Especially Omega-3 Fatty Acids |
| **di:** | Department of Orthopedics, Trauma Surgery and Sports Medicine, Johanna-Etienne Hospital, 41462 Neuss, Germany | **DOI:** | 10.1155/2011/969012 |
| **Data:** | 2011 Aug 2 | **Sito web:** | PubMed Central (PMC) |
| **Editore:** | International Journal of Rheumatology | | |

**[s57]** - https://pmc.ncbi.nlm.nih.gov/articles/PMC7693548/

| | | | |
|---|---|---|---|
| **Autore:** | Meltem Vural, Benoit Gilbert, Işıl Ü stün, Sibel Caglar, Axel Finckh | **Titolo:** | Mini-Review: Human Microbiome and Rheumatic Diseases |
| **DOI:** | 10.3389/fcimb.2020.491160 | **Data:** | 2020 Nov 10 |
| **Sito web:** | PubMed Central (PMC) | **Editore:** | Frontiers in Cellular and Infection Microbiology |

**[s58]** - https://pmc.ncbi.nlm.nih.gov/articles/PMC10471880/

| | | | |
|---|---|---|---|
| **Autore:** | Ennio Lubrano, Silvia Scriffignano, Kurt de Vlam, Mario Ronga, Fabio Massimo Perrotta, Rik Lories | **Titolo:** | Triple jump for the optimal management of psoriatic arthritis: diet, sleep and exercise – a review |
| **DOI:** | 10.1136/rmdopen-2023-003339 | **Data:** | 2023 Aug 30 |
| **Sito web:** | PubMed Central (PMC) | **Editore:** | RMD Open |

**[s59]** - https://pmc.ncbi.nlm.nih.gov/articles/PMC9824311/

| | | | |
|---|---|---|---|
| **Autore:** | Ioanna Alexandropoulou, Maria G Grammatikopoulou, Kalliopi K Gkouskou, Agathi A Pritsa, Tonia Vassilakou, Eirini Rigopoulou, Helen M Lindqvist, Dimitrios P Bogdanos | **Titolo:** | Ceramides in Autoimmune Rheumatic Diseases: Existing Evidence and Therapeutic Considerations for Diet as an Anticeramide Treatment |
| **DOI:** | 10.3390/nu15010229 | **Data:** | 2023 Jan 2 |
| **Sito web:** | PubMed Central (PMC) | **Editore:** | Nutrients |

**[s60]** - https://pmc.ncbi.nlm.nih.gov/articles/PMC8712653/

| | | | |
|---|---|---|---|
| **Autore:** | Jacopo Ciaffi, Dmitri Mitselman, Luana Mancarella, Veronica Brusi, Lucia Lisi, Piero Ruscitti, Paola Cipriani, Riccardo Meliconi, Roberto Giacomelli, Claudio Borghi, Francesco Ursini | **Titolo:** | The Effect of Ketogenic Diet on Inflammatory Arthritis and Cardiovascular Health in Rheumatic Conditions: A Mini Review |
| **DOI:** | 10.3389/fmed.2021.792846 | **Data:** | 2021 Dec 14 |
| **Sito web:** | PubMed Central (PMC) | **Editore:** | Frontiers in Medicine |

**[s61]** - https://pmc.ncbi.nlm.nih.gov/articles/PMC8539185/

| | | | |
|---|---|---|---|
| **Autore:** | Simona Gabriela Bungau, Tapan Behl, Anuja Singh, Aayush Sehgal, Sukhbir Singh, Sridevi Chigurupati, Shantini Vijayabalan, Suprava Das, Vasanth Raj Palanimuthu | **Titolo:** | Targeting Probiotics in Rheumatoid Arthritis |
| **DOI:** | 10.3390/nu13103376 | **Data:** | 2021 Sep 26 |
| **Sito web:** | PubMed Central (PMC) | **Editore:** | Nutrients |

**[s62]** - https://pmc.ncbi.nlm.nih.gov/articles/PMC7400845/

| | | | |
|---|---|---|---|
| **Autore:** | Priyanka Jadhav, Yan Jiang, Karolin Jarr, Cosima Layton, Judith F Ashouri, Sidhartha R Sinha | **Titolo:** | Efficacy of Dietary Supplements in Inflammatory Bowel Disease and Related Autoimmune Diseases |
| **DOI:** | 10.3390/nu12072156 | **Data:** | 2020 Jul 20 |
| **Sito web:** | PubMed Central (PMC) | **Editore:** | Nutrients |

**[s63]** - https://pmc.ncbi.nlm.nih.gov/articles/PMC9541512/

| | | | |
|---|---|---|---|
| **Autore:** | Maria L Musumeci, Maria R Nasca, Simona Boscaglia, Giuseppe Micali | **Titolo:** | The role of lifestyle and nutrition in psoriasis: Current status of knowledge and interventions |
| **di:** | University of Catania | **DOI:** | 10.1111/dth.15685 |
| **Data:** | 2022 Jul 18 | **Sito web:** | PubMed Central (PMC) |
| **Editore:** | Dermatologic Therapy | | |

**[s64]** - https://pmc.ncbi.nlm.nih.gov/articles/PMC8951113/

| | | | |
|---|---|---|---|
| **Autore:** | Stefan Lucian Popa, Dinu Iuliu Dumitrascu, Vlad Dumitru Brata, Traian Adrian Duse, Maria Delia Florea, Abdulrahman Ismaiel, Laura Mirela Muntean, Simona Grad | **Titolo:** | Nutrition in Spondyloarthritis and Related Immune-Mediated Disorders |
| **di:** | Iuliu Hatieganu University of Medicine and Pharmacy, National Library of Medicine | **DOI:** | 10.3390/nu14061278 |
| **Data:** | 2022 Mar 17 | **Sito web:** | PubMed Central (PMC) |
| **Editore:** | MDPI | | |

**[s65]** - https://pmc.ncbi.nlm.nih.gov/articles/PMC8951113/

| | | | |
|---|---|---|---|
| **Autore:** | Stefan Lucian Popa, Dinu Iuliu Dumitrascu, Vlad Dumitru Brata, Traian Adrian Duse, Maria Delia Florea, Abdulrahman Ismaiel, Laura Mirela Muntean, Simona Grad | **Titolo:** | Nutrition in Spondyloarthritis and Related Immune-Mediated Disorders |
| **di:** | "Iuliu Hatieganu" University of Medicine and Pharmacy, National Library of Medicine | **DOI:** | 10.3390/nu14061278 |
| **Data:** | 2022 Mar 17 | **Sito web:** | PubMed Central (PMC) |
| **Editore:** | Nutrients | | |

**[s66]** - https://www.ncbi.nlm.nih.gov/pmc/articles/PMC10218217/

| | | | |
|---|---|---|---|
| **Autore:** | Petros C Dinas, Rikke Helene Moe, Carina Boström, Rena I Kosti, George D Kitas, George S Metsios, on behalf of the students of module 5104 ( Introduction to Systematic Reviews) | **Titolo:** | Combined Effects of Diet and Physical Activity on Inflammatory Joint Disease: A Systematic Review and Meta-Analysis |
| **di:** | University of Thessaly; National Resource Centre for Rehabilitation in Rheumatology, Department of Rheumatology, Diakonhjemmet Hospital; Karolinska Institutet; Dudley Group of Hospitals NHS Foundation Trust, Department of Rheumatology, Russells Hall Hospital; School of Sport, Exercise and Rehabilitation Sciences, University of Birmingham | **DOI:** | 10.3390/healthcare11101427 |
| **Data:** | 2023 May 15 | **Sito web:** | PubMed Central (PMC) |
| **Editore:** | Healthcare | | |

**[s67]** - https://pmc.ncbi.nlm.nih.gov/articles/PMC9143911/

| | | | |
|---|---|---|---|
| **Autore:** | Stylianos Tomaras, Gernot Keyßer, Eugen Feist | **Titolo:** | Curcumin: Useful add-on for Rheumatic Diseases? |
| **DOI:** | 10.3390/jcm11102908 | **Data:** | 2022 May 20 |
| **Sito web:** | PubMed Central (PMC) | **Editore:** | Journal of Clinical Medicine |

**[s68]** - https://pmc.ncbi.nlm.nih.gov/articles/PMC194256/

| | | | |
|---|---|---|---|
| **Autore:** | Linda Hagfors, Per Leanderson, Lars Sköldstam, Jan Andersson, Gunnar Johansson | **Titolo:** | Antioxidant intake, plasma antioxidants and oxidative stress in a randomized, controlled, parallel, Mediterranean dietary intervention study on patients with rheumatoid arthritis |
| **DOI:** | 10.1186/1475-2891-2-5 | **Data:** | 2003 Jul 30 |
| **Sito web:** | PubMed Central (PMC) | **Editore:** | Nutrition Journal |

**[s69]** - https://pmc.ncbi.nlm.nih.gov/articles/PMC11267656/

| | | | |
|---|---|---|---|
| **Autore:** | Dmytro Fedkov, Christine Peine, Abdullah Khalil, Felix Lang | **Titolo:** | Disease activity and fatigue in inflammatory arthritis patients with different dietary preferences: a retrospective exploratory cross-sectional study |
| **DOI:** | 10.5114/reum/190272 | **Data:** | 2024 Jul 12 |
| **Sito web:** | PubMed Central (PMC) | **Editore:** | Reumatologia |

**[s70]** - https://pmc.ncbi.nlm.nih.gov/articles/PMC8341538/

| | | | |
|---|---|---|---|
| **Autore:** | Hiroto Minamino, Masao Katsushima, Motomu Hashimoto, Yoshihito Fujita, Mie Torii, Kaori Ikeda, Nozomi Isomura, Yasuo Oguri, Wataru Yamamoto, Ryu Watanabe, Kosaku Murakami, Koichi Murata, Kohei Nishitani, Masao Tanaka, Hiromu Ito, Miyabi Uda, Kazuko Nin, Hidenori Arai, Shuichi Matsuda, Akio Morinobu, Nobuya Inagaki | **Titolo:** | Influence of dietary habits on depression among patients with rheumatoid arthritis: A cross-sectional study using KURAMA cohort database |
| **DOI:** | 10.1371/journal.pone.0255526 | **Data:** | 2021 Aug 5 |
| **Sito web:** | PubMed Central (PMC) | **Editore:** | PLoS ONE |

**[s71]** - https://www.mdpi.com/2072-6643/15/1/95

| | | | |
|---|---|---|---|
| **Autore:** | Christina Heidt, Ulrike Kämmerer, Thorsten Marquardt, Monika Reuss-Borst | **Titolo:** | Nutrition Patterns and Their Gender Differences among Rheumatoid Arthritis Patients: A Descriptive Study |
| **di:** | Multidisciplinary Digital Publishing Institute | **DOI:** | 10.3390/nu15010095 |
| **Data:** | 2022-12-24 | **Sito web:** | MDPI |
| **Editore:** | Multidisciplinary Digital Publishing Institute | | |

**[s72]** - https://www.mdpi.com/2072-6643/15/3/676

| | | | |
|---|---|---|---|
| **Autore:** | Panos Papandreou, Aristea Gioxari, Efstratia Daskalou, Maria G. Grammatikopoulou, Maria Skouroliakou, Dimitrios P. Bogdanos | **Titolo:** | Mediterranean Diet and Physical Activity Nudges versus Usual Care in Women with Rheumatoid Arthritis: Results from the MADEIRA Randomized Controlled Trial |
| **di:** | Multidisciplinary Digital Publishing Institute | **DOI:** | 10.3390/nu15030676 |
| **Data:** | 2023-01-28 | **Editore:** | Multidisciplinary Digital Publishing Institute |

[s73] - https://pmc.ncbi.nlm.nih.gov/articles/PMC9126839/

| | | | |
|---|---|---|---|
| **Autore:** | Tala Raad, Elena George, Anne Griffin, Louise Larkin, Alexander Fraser, Norelee Kennedy, Audrey Tierney | **Titolo:** | A randomised controlled trial of a Mediterranean Dietary Intervention for Adults with Rheumatoid Arthritis ( MEDRA): Study protocol |
| **di:** | University of Limerick, Deakin University, University Hospital Limerick, La Trobe University | **DOI:** | 10.1016/j.conctc.2022.100919 |
| **Data:** | 2022 May 3 | **Sito web:** | PMC |
| **Editore:** | Contemporary Clinical Trials Communications | | |

[s74] - https://pmc.ncbi.nlm.nih.gov/articles/PMC10588234/

| | | | |
|---|---|---|---|
| **Autore:** | Naima Hagström, Elin Lövestam, Afsaneh Koochek, Lillemor Berntson | **Titolo:** | A qualitative evaluation of the specific carbohydrate diet for juvenile idiopathic arthritis based on children's and parents' experiences |
| **di:** | Department of Women's and Children's Health, Uppsala University, Uppsala, Sweden; Department of Food Studies, Nutrition and Dietetics, Uppsala University, Uppsala, Sweden | **DOI:** | 10.1186/s12969-023-00914-8 |
| **Data:** | 2023 Oct 19 | **Sito web:** | PubMed Central (PMC) |
| **Editore:** | Pediatric Rheumatology Online Journal | | |

[s75] - https://pmc.ncbi.nlm.nih.gov/articles/PMC5682732/

| | | | |
|---|---|---|---|
| **Autore:** | Shweta Khanna, Kumar Sagar Jaiswal, Bhawna Gupta | **Titolo:** | Managing Rheumatoid Arthritis with Dietary Interventions |
| **di:** | Disease Biology Laboratory, School of Biotechnology, KIIT University, Bhubaneswar, Odisha, India | **DOI:** | 10.3389/fnut.2017.00052 |
| **Data:** | 2017 Nov 8 | **Sito web:** | PubMed Central (PMC) |
| **Editore:** | Frontiers in Nutrition | | |

[s76] - https://pmc.ncbi.nlm.nih.gov/articles/PMC9126839/

| | | | |
|---|---|---|---|
| **Autore:** | Tala Raad, Elena George, Anne Griffin, Louise Larkin, Alexander Fraser, Norelee Kennedy, Audrey Tierney | **Titolo:** | A randomised controlled trial of a Mediterranean Dietary Intervention for Adults with Rheumatoid Arthritis ( MEDRA): Study protocol |
| **di:** | University of Limerick, Deakin University, University Hospital Limerick, La Trobe University, National Library of Medicine (footer) | **DOI:** | 10.1016/j.conctc.2022.100919 |
| **Data:** | 2022 May 3 | **Sito web:** | PMC (PubMed Central) |

[s77] - https://pmc.ncbi.nlm.nih.gov/articles/PMC9126839/

| | | | |
|---|---|---|---|
| **Autore:** | Tala Raad, Elena George, Anne Griffin, Louise Larkin, Alexander Fraser, Norelee Kennedy, Audrey Tierney | **Titolo:** | A randomised controlled trial of a Mediterranean Dietary Intervention for Adults with Rheumatoid Arthritis ( MEDRA): Study protocol |
| **di:** | University of Limerick, Deakin University, University Hospital Limerick, La Trobe University | **DOI:** | 10.1016/j.conctc.2022.100919 |
| **Data:** | 2022 May 3 | **Sito web:** | PubMed Central (PMC) |

**[s78]** - https://pmc.ncbi.nlm.nih.gov/articles/PMC6997513/

| | | | |
|---|---|---|---|
| **Autore:** | Marta F Bustamante, Meritxall Agustí n-Perez, Francesca Cedola, Roxana Coras, Rekha Narasimhan, Shahrokh Golshan, Monica Guma | **Titolo:** | Design of an anti-inflammatory diet ( ITIS diet) for patients with rheumatoid arthritis |
| **di:** | University of California San Diego; Autonomous University of Barcelona | **DOI:** | 10.1016/j.conctc.2020.100524 |
| **Data:** | 2020 Jan 21 | **Sito web:** | PubMed Central (PMC) |
| **Editore:** | Contemporary Clinical Trials Communications | | |

**[s79]** - https://pmc.ncbi.nlm.nih.gov/articles/PMC5909253/

| | | | |
|---|---|---|---|
| **Autore:** | Anna Winkvist, Linnea Bärebring, Inger Gjertsson, Lars Ellegård, Helen M Lindqvist | **Titolo:** | A randomized controlled cross-over trial investigating the effect of anti-inflammatory diet on disease activity and quality of life in rheumatoid arthritis: the Anti-inflammatory Diet In Rheumatoid Arthritis (ADIRA) study protocol |
| **di:** | Sahlgrenska Academy, University of Gothenburg | **DOI:** | 10.1186/s12937-018-0354-x |
| **Data:** | 2018 Apr 20 | **Sito web:** | PubMed Central (PMC) |
| **Editore:** | Nutrition Journal | | |

**[s80]** - https://pmc.ncbi.nlm.nih.gov/articles/PMC8666892/

| | | | |
|---|---|---|---|
| **Autore:** | Peter C Taylor, Mart Van de Laar, Andrew Laster, Walid Fakhouri, Amanda Quebe, Inmaculada de la Torre, Saundra Jain | **Titolo:** | Call for action: incorporating wellness practices into a holistic management plan for rheumatoid arthritis—going beyond treat to target |
| **DOI:** | 10.1136/rmdopen-2021-001959 | **Data:** | 2021 Dec 10 |
| **Sito web:** | PubMed Central (PMC) | | |

**[s81]** - https://pmc.ncbi.nlm.nih.gov/articles/PMC5449457/

| | | | |
|---|---|---|---|
| **Autore:** | John A Sturgeon, Patrick H Finan, Alex J Zautra | **Titolo:** | Affective disturbance in rheumatoid arthritis: psychological and disease-related pathways |
| **DOI:** | 10.1038/nrrheum.2016.112 | **Data:** | 2016 Jul 14 |
| **Sito web:** | PubMed Central (PMC) | **Editore:** | Nature reviews. Rheumatology |

**[s82]** - https://pmc.ncbi.nlm.nih.gov/articles/PMC8666892/

| | | | |
|---|---|---|---|
| **Autore:** | Peter C Taylor, Mart Van de Laar, Andrew Laster, Walid Fakhouri, Amanda Quebe, Inmaculada de la Torre, Saundra Jain | **Titolo:** | Call for action: incorporating wellness practices into a holistic management plan for rheumatoid arthritis—going beyond treat to target |
| **di:** | National Library of Medicine (NLM) | **DOI:** | 10.1136/rmdopen-2021-001959 |
| **Data:** | 2021 Dec 10 | **Sito web:** | PubMed Central (PMC) |
| **Editore:** | RMD Open | | |

**[s83]** - https://pmc.ncbi.nlm.nih.gov/articles/PMC8346200/

| | | | |
|---|---|---|---|
| **Autore:** | Margarida Ferro, Sofia Charneca, Eduardo Dourado, Catarina Sousa Guerreiro, João Eurico Fonseca | **Titolo:** | Probiotic Supplementation for Rheumatoid Arthritis: A Promising Adjuvant Therapy in the Gut Microbiome Era |
| **DOI:** | 10.3389/fphar.2021.711788 | **Data:** | 2021 Jul 23 |
| **Sito web:** | PubMed Central (PMC) | **Editore:** | Frontiers in Pharmacology |

**[s84]** - https://pmc.ncbi.nlm.nih.gov/articles/PMC8878187/

| | | | |
|---|---|---|---|
| **Autore:** | Maurizio Cutolo, Elena Nikiphorou | **Titolo:** | Nutrition and Diet in Rheumatoid Arthritis |
| **DOI:** | 10.3390/nu14040888 | **Data:** | 2022 Feb 19 |
| **Sito web:** | PubMed Central (PMC) | **Editore:** | Nutrients |

**[s85]** - https://pmc.ncbi.nlm.nih.gov/articles/PMC5827298/

| | | | |
|---|---|---|---|
| **Autore:** | Humeira Badsha | **Titolo:** | Role of Diet in Influencing Rheumatoid Arthritis Disease Activity |
| **di:** | Dr. Humeira Badsha Medical Center, Beach Park Plaza, Jumeira Road, Dubai, UAE | **DOI:** | 10.2174/1874312901812010019 |
| **Data:** | 2018 Feb 8 | **Sito web:** | PubMed Central (PMC) |
| **Editore:** | The Open Rheumatology Journal | | |

**[s86]** - https://pmc.ncbi.nlm.nih.gov/articles/PMC5682732/

| | | | |
|---|---|---|---|
| **Autore:** | Shweta Khanna, Kumar Sagar Jaiswal, Bhawna Gupta | **Titolo:** | Managing Rheumatoid Arthritis with Dietary Interventions |
| **di:** | Disease Biology Laboratory, School of Biotechnology, KIIT University, Bhubaneswar, Odisha, India | **DOI:** | 10.3389/fnut.2017.00052 |
| **Data:** | 2017 Nov 8 | **Sito web:** | PubMed Central (PMC) |
| **Editore:** | Frontiers in Nutrition | | |

**[s87]** - https://pmc.ncbi.nlm.nih.gov/articles/PMC7063796/

| | | | |
|---|---|---|---|
| **Autore:** | Alessia Alunno, Elena Nikiphorou, Elena Philippou, Claire Daien, Dieter Wiek, Marios Kouloumas, Maurizio Cutolo | **Titolo:** | Nutrition in RMDs: is it really food for thought? Focus on rheumatoid arthritis |
| **di:** | University of Perugia; King's College London; University of Nicosia; Montpellier hospital; EULAR PARE; Deutsche Rheuma-Liga; Cyprus League Against Rheumatism; University of Genoa | **DOI:** | 10.1186/s41927-020-0113-4 |
| **Data:** | 2020 Mar 10 | **Sito web:** | PubMed Central (PMC) |
| **Editore:** | BMC Rheumatology | | |

**[s88]** - https://pmc.ncbi.nlm.nih.gov/articles/PMC10728660/

| | | | |
|---|---|---|---|
| **Autore:** | Eric Fordjour, Charles F Manful, Rabia Javed, Lakshman W Galagedara, Chad W Cuss, Mumtaz Cheema, Raymond Thomas | **Titolo:** | Chaga mushroom: a super-fungus with countless facets and untapped potential |
| **di:** | University of Western Ontario; Memorial University of Newfoundland | **DOI:** | 10.3389/fphar.2023.1273786 |
| **Data:** | 2023 Dec 5 | **Sito web:** | PubMed Central (PMC) |
| **Editore:** | Frontiers in Pharmacology | | |

**[s89]** - https://pmc.ncbi.nlm.nih.gov/articles/PMC9571356/

| | | | |
|---|---|---|---|
| **Autore:** | Ömer Elma, Katherine Brain, Huan-Ji Dong | **Titolo:** | The Importance of Nutrition as a Lifestyle Factor in Chronic Pain Management: A Narrative Review |
| **DOI:** | 10.3390/jcm11195950 | **Data:** | 2022 Oct 9 |
| **Sito web:** | PubMed Central (PMC) | **Editore:** | Journal of Clinical Medicine |

**[s90]** - https://pmc.ncbi.nlm.nih.gov/articles/PMC7284442/

| | | | |
|---|---|---|---|
| **Autore:** | Chiara Gioia, Bruno Lucchino, Maria Grazia Tarsitano, Cristina Iannuccelli, Manuela Di Franco | **Titolo:** | Dietary Habits and Nutrition in Rheumatoid Arthritis: Can Diet Influence Disease Development and Clinical Manifestations? |
| **di:** | Sapienza University of Rome | **DOI:** | 10.3390/nu12051456 |
| **Data:** | 2020 May 18 | **Sito web:** | PubMed Central (PMC) |
| **Editore:** | Nutrients | | |

**[s91]** - https://pmc.ncbi.nlm.nih.gov/articles/PMC7352291/

| | | | |
|---|---|---|---|
| **Autore:** | Mohammed Iddir, Alex Brito, Giulia Dingeo, Sofia Sosa Fernandez Del Campo, Hanen Samouda, Michael R La Frano, Torsten Bohn | **Titolo:** | Strengthening the Immune System and Reducing Inflammation and Oxidative Stress through Diet and Nutrition: Considerations during the COVID-19 Crisis |
| **di:** | Luxembourg Institute of Health; Laboratory of Pharmacokinetics and Metabolomic Analysis, I.M. Sechenov First Moscow Medical University; California Polytechnic State University | **DOI:** | 10.3390/nu12061562 |
| **Data:** | 2020 May 27 | **Sito web:** | PubMed Central (PMC) |
| **Editore:** | MDPI | | |

**[s92]** - https://pmc.ncbi.nlm.nih.gov/articles/PMC10773664/

| | | | |
|---|---|---|---|
| **Autore:** | Tariq Aziz, Nageen Hussain, Zunaira Hameed, Lin Lin | **Titolo:** | Elucidating the role of diet in maintaining gut health to reduce the risk of obesity, cardiovascular and other age-related inflammatory diseases: recent challenges and future recommendations |
| **DOI:** | 10.1080/19490976.2023.2297864 | **Data:** | 2024 Jan 4 |
| **Sito web:** | PubMed Central (PMC) | **Editore:** | Gut Microbes |

**[s93]** - https://pmc.ncbi.nlm.nih.gov/articles/PMC4124560/

| | | | |
|---|---|---|---|
| **Autore:** | Mahsa Jalili, Sousan Kolahi, Seyed-Rafi Aref-Hosseini, Mehrangiz Ebrahimi Mamegani, Azita Hekmatdoost | **Titolo:** | Beneficial Role of Antioxidants on Clinical Outcomes and Erythrocyte Antioxidant Parameters in Rheumatoid Arthritis Patients |
| **di:** | Shahid Beheshti University of Medical Sciences, Tabriz University of Medical Sciences | **Data:** | 2014 Jul |
| **Sito web:** | PubMed Central (PMC) | **Editore:** | International Journal of Preventive Medicine |

**[s94]** - https://pmc.ncbi.nlm.nih.gov/articles/PMC5827298/

| | | | |
|---|---|---|---|
| **Autore:** | Humeira Badsha | **Titolo:** | Role of Diet in Influencing Rheumatoid Arthritis Disease Activity |
| **di:** | Dr. Humeira Badsha Medical Center, Beach Park Plaza, Jumeira Road, Dubai, UAE | **DOI:** | 10.2174/1874312901812010019 |
| **Data:** | 2018 Feb 8 | **Sito web:** | PubMed Central (PMC) |
| **Editore:** | The Open Rheumatology Journal | | |

**[s95]** - https://pmc.ncbi.nlm.nih.gov/articles/PMC10710847/

| | | | |
|---|---|---|---|
| **Autore:** | Kartikey V Shekhar, Mrunmayee M Pathak, Gajanan Pisulkar | **Titolo:** | Diet and Lifestyle Impact on Rheumatoid Arthritis: A Comprehensive Review |
| **di:** | Jawaharlal Nehru Medical College, Datta Meghe Institute of Higher Education and Research | **DOI:** | 10.7759/cureus.48625 |
| **Data:** | 2023 Nov 10 | **Sito web:** | PubMed Central (PMC) |
| **Editore:** | Cureus | | |

**[s96]** - https://pmc.ncbi.nlm.nih.gov/articles/PMC5682732/

| | | | |
|---|---|---|---|
| **Autore:** | Shweta Khanna, Kumar Sagar Jaiswal, Bhawna Gupta | **Titolo:** | Managing Rheumatoid Arthritis with Dietary Interventions |
| **di:** | Disease Biology Laboratory, School of Biotechnology, KIIT University, Bhubaneswar, Odisha, India | **DOI:** | 10.3389/fnut.2017.00052 |
| **Data:** | 2017 Nov 8 | **Sito web:** | PubMed Central (PMC) |
| **Editore:** | Frontiers in Nutrition | | |

**[s97]** - https://pmc.ncbi.nlm.nih.gov/articles/PMC6963723/

| | | | |
|---|---|---|---|
| **Autore:** | Miguel Peris, Susana Rubio-Arraez, María Luisa Castelló, María Dolores Ortolá | **Titolo:** | From the Laboratory to the Kitchen: New Alternatives to Healthier Bakery Products |
| **di:** | Universitat Politècnica de València | **DOI:** | 10.3390/foods8120660 |
| **Data:** | 2019 Dec 9 | **Sito web:** | PubMed Central (PMC) |
| **Editore:** | MDPI | | |

**[s98]** - https://pmc.ncbi.nlm.nih.gov/articles/PMC11222287/

| | | | |
|---|---|---|---|
| **Autore:** | Prakriti Sharma, Shannon Brown, Elke M Sokoya | **Titolo:** | Re-evaluation of dietary interventions in rheumatoid arthritis: can we improve patient conversations around food choices? |
| **DOI:** | 10.1007/s00296-024-05541-4 | **Data:** | 2024 Feb 20 |
| **Sito web:** | PubMed Central (PMC) | **Editore:** | Rheumatology International |

**[s99]** - https://pmc.ncbi.nlm.nih.gov/articles/PMC11755016/

| | | | |
|---|---|---|---|
| **Autore:** | Eleni C Pardali, Arriana Gkouvi, Kalliopi K Gkouskou, Anastasios C Manolakis, Christina Tsigalou, Dimitrios G Goulis, Dimitrios P Bogdanos, Maria G Grammatikopoulou | **Titolo:** | Autoimmune protocol diet: A personalized elimination diet for patients with autoimmune diseases |
| **DOI:** | 10.1016/j.metop.2024.100342 | **Data:** | 2024 Dec 30 |
| **Sito web:** | PubMed Central (PMC) | | |

**[s100]** - https://www.ncbi.nlm.nih.gov/pmc/articles/PMC5968151/

**Autore:** Eiko Okimoto, Norihisa Ishimura, Mayumi Okada, Hironobu Mikami, Hiroki Sonoyama, Nahoko Ishikawa, Asuka Araki, Naoki Oshima, Junko Hirai, Shunji Ishihara, Riruke Maruyama, Yoshikazu Kinoshita
**Titolo:** Successful Food-Elimination Diet in an Adult with Eosinophilic Gastroenteritis
**di:** Department of Gastroenterology and Hepatology, Shimane University School of Medicine, Izumo, Japan; Department of Pathology, Shimane University School of Medicine, Izumo, Japan; Nutritional Treatment Division, Shimane University Hospital, Izumo, Japan
**DOI:** 10.14309/crj.2018.38
**Data:** 2018 May 23
**Sito web:** PubMed Central (PMC)
**Editore:** ACG Case Reports Journal

---

**[s101]** - https://pmc.ncbi.nlm.nih.gov/articles/PMC5647120/

**Autore:** Gauree G Konijeti, NaMee Kim, James D Lewis, Shauna Groven, Anita Chandrasekaran, Sirisha Grandhe, Caroline Diamant, Emily Singh, Glenn Oliveira, Xiaoyun Wang, Bhuvan Molparia, Ali Torkamani
**Titolo:** Efficacy of the Autoimmune Protocol Diet for Inflammatory Bowel Disease
**di:** National Library of Medicine (NLM)
**DOI:** 10.1097/MIB.0000000000001221
**Data:** 2017 Aug 29
**Sito web:** PubMed Central (PMC)
**Editore:** Inflammatory Bowel Diseases

---

**[s102]** - https://pmc.ncbi.nlm.nih.gov/articles/PMC5682732/

**Autore:** Shweta Khanna, Kumar Sagar Jaiswal, Bhawna Gupta
**Titolo:** Managing Rheumatoid Arthritis with Dietary Interventions
**di:** Disease Biology Laboratory, School of Biotechnology, KIIT University, Bhubaneswar, Odisha, India
**DOI:** 10.3389/fnut.2017.00052
**Data:** 2017 Nov 8
**Sito web:** PubMed Central (PMC)
**Editore:** Frontiers in Nutrition

---

**[s103]** - https://pmc.ncbi.nlm.nih.gov/articles/PMC9080102/

**Autore:** Gabriel P Esteves, Bruna Caruso Mazzolani, Fabiana Infante Smaira, Elizabeth Silva Mendes, Gabriela Guimarães de Oliveira, Hamilton Roschel, Bruno Gualano, Rosa Maria R Pereira, Eimear Dolan
**Titolo:** Nutritional recommendations for patients undergoing prolonged glucocorticoid therapy
**di:** Faculdade de Medicina FMUSP, Universidade de Sao Paulo
**DOI:** 10.1093/rap/rkac029
**Data:** 2022 Apr 21
**Sito web:** PubMed Central (PMC)
**Editore:** Oxford University Press

**[s104]** - https://dx.doi.org/10.1186/s13075-022-02781-2

| | | | |
|---|---|---|---|
| **Autore:** | Sigaux, Johanna; Mathieu, Sylvain; Nguyen, Yann; Sanchez, Pauline; Letarouilly, Jean-Guillaume; Soubrier, Martin; Czernichow, Sébastien; Flipo, René-Marc; Sellam, Jérémie; Daïen, Claire | **Titolo:** | Impact of type and dose of oral polyunsaturated fatty acid supplementation on disease activity in inflammatory rheumatic diseases: a systematic literature review and meta-analysis |
| **di:** | BioMed Central | **DOI:** | 10.1186/s13075-022-02781-2 |
| **Data:** | 2022-05-07 | **Sito web:** | Arthritis Research & Therapy |
| **Editore:** | BioMed Central | | |

**[s105]** - https://pubmed.ncbi.nlm.nih.gov/33322318/

| | | | |
|---|---|---|---|
| **Autore:** | Letarouilly JG; Sanchez P; Nguyen Y; Sigaux J; Czernichow S; Flipo RM; Sellam J; Daïen C. | **Titolo:** | Efficacy of Spice Supplementation in Rheumatoid Arthritis: A Systematic Literature Review |
| **DOI:** | 10.3390/nu12123800 | **Data:** | 12/11/2020 |
| **Sito web:** | PubMed | **Editore:** | Nutrients |

**[s106]** - https://pmc.ncbi.nlm.nih.gov/articles/PMC7600426/

| | | | |
|---|---|---|---|
| **Autore:** | Josefine Nelson, Helen Sjöblom, Inger Gjertsson, Stine M Ulven, Helen M Lindqvist, Linnea Bärebring | **Titolo:** | Do Interventions with Diet or Dietary Supplements Reduce the Disease Activity Score in Rheumatoid Arthritis? A Systematic Review of Randomized Controlled Trials |
| **DOI:** | 10.3390/nu12102991 | **Data:** | 2020 Sep 29 |
| **Sito web:** | PubMed Central (PMC) | **Editore:** | Nutrients |

**[s107]** - https://pubmed.ncbi.nlm.nih.gov/33396851/

| | | | |
|---|---|---|---|
| **Autore:** | Nguyen Y, Sigaux J, Letarouilly JG, Sanchez P, Czernichow S, Flipo RM, Soubrier M, Semerano L, Seror R, Sellam J, Daïen C | **Titolo:** | Efficacy of Oral Vitamin Supplementation in Inflammatory Rheumatic Disorders: A Systematic Review and Meta-Analysis of Randomized Controlled Trials |
| **DOI:** | 10.3390/nu13010107 | **Data:** | 12/30/2020 |
| **Sito web:** | PubMed | **Editore:** | Nutrients |

**[s108]** - https://pmc.ncbi.nlm.nih.gov/articles/PMC8540415/

| | | | |
|---|---|---|---|
| **Autore:** | Tala Raad, Anne Griffin, Elena S George, Louise Larkin, Alexander Fraser, Norelee Kennedy, Audrey C Tierney | **Titolo:** | Dietary Interventions with or without Omega-3 Supplementation for the Management of Rheumatoid Arthritis: A Systematic Review |
| **di:** | University of Limerick; Deakin University; University Hospital Limerick; La Trobe University | **DOI:** | 10.3390/nu13103506 |
| **Data:** | 2021 Oct 4 | **Sito web:** | PubMed Central (PMC) |
| **Editore:** | Nutrients | | |

**[s109]** - https://pmc.ncbi.nlm.nih.gov/articles/PMC9080102/

| | | | |
|---|---|---|---|
| **Autore:** | Gabriel P Esteves, Bruna Caruso Mazzolani, Fabiana Infante Smaira, Elizabeth Silva Mendes, Gabriela Guimarães de Oliveira, Hamilton Roschel, Bruno Gualano, Rosa Maria R Pereira, Eimear Dolan | **Titolo:** | Nutritional recommendations for patients undergoing prolonged glucocorticoid therapy |
| **di:** | Faculdade de Medicina FMUSP, Universidade de Sao Paulo | **DOI:** | 10.1093/rap/rkac029 |
| **Data:** | 2022 Apr 21 | **Sito web:** | PMC (PubMed Central) |
| **Editore:** | Oxford University Press | | |

**[s110]** - https://pmc.ncbi.nlm.nih.gov/articles/PMC10058045/

| | | | |
|---|---|---|---|
| **Autore:** | Daniel Martínez-Puig, Ester Costa-Larrión, Nuria Rubio-Rodríguez, Patricia Gálvez-Martín | **Titolo:** | Collagen Supplementation for Joint Health: The Link between Composition and Scientific Knowledge |
| **di:** | R&D Bioiberica S.A.U. | **DOI:** | 10.3390/nu15061332 |
| **Data:** | 2023 Mar 8 | **Sito web:** | PubMed Central (PMC) |
| **Editore:** | Nutrients | | |

**[s111]** - https://pmc.ncbi.nlm.nih.gov/articles/PMC6458786/

| | | | |
|---|---|---|---|
| **Autore:** | Rebecca Lewis, Constanza B Gómez Álvarez, Margaret Rayman, Susan Lanham-New, Anthony Woolf, Ali Mobasheri | **Titolo:** | Strategies for optimising musculoskeletal health in the 21st century |
| **di:** | University of Surrey, Royal Cornwall Hospital, State Research Institute Centre for Innovative Medicine | **DOI:** | 10.1186/s12891-019-2510-7 |
| **Data:** | 2019 Apr 11 | **Sito web:** | PMC (PubMed Central) |
| **Editore:** | BMC Musculoskeletal Disorders | | |

**[s112]** - https://pmc.ncbi.nlm.nih.gov/articles/PMC9710390/

| | | | |
|---|---|---|---|
| **Autore:** | Kristjana Dhuli, Zakira Naureen, Maria Chiara Medori, Francesco Fioretti, Paola Caruso, Marco Alfonso Perrone, Savina Nodari, Paolo Manganotti, Suela Xhufi, Marsida Bushati, Dhurata Bozo, Stephen Thaddeus Connelly, Karen L Herbst, Matteo Bertelli | **Titolo:** | Physical activity for health |
| **DOI:** | 10.15167/2421-4248/jpmh2022.63.2S3.2756 | **Data:** | 2022 Oct 17 |
| **Sito web:** | PubMed Central (PMC) | **Editore:** | Journal of Preventive Medicine and Hygiene |

**[s113]** - https://pmc.ncbi.nlm.nih.gov/articles/PMC5461882/

| | | | |
|---|---|---|---|
| **Autore:** | Louise J Geneen, R Andrew Moore, Clare Clarke, Denis Martin, Lesley A Colvin, Blair H Smith | **Titolo:** | Physical activity and exercise for chronic pain in adults: an overview of Cochrane Reviews |
| **DOI:** | 10.1002/14651858.CD011279.pub3 | **Data:** | 2017 Apr 24 |
| **Sito web:** | PubMed Central (PMC) | **Editore:** | The Cochrane Database of Systematic Reviews |

**[s114]** - https://pmc.ncbi.nlm.nih.gov/articles/PMC4534717/

| | | | |
|---|---|---|---|
| **Autore:** | Kirsten R Ambrose, Yvonne M Golightly | **Titolo:** | Physical exercise as non-pharmacological treatment of chronic pain: Why and when |
| **di:** | Thurston Arthritis Research Center, University of North Carolina at Chapel Hill | **DOI:** | 10.1016/j.berh.2015.04.022 |
| **Data:** | 2015 May 23 | **Sito web:** | PubMed Central (PMC) |
| **Editore:** | Best practice & research. Clinical rheumatology | | |

**[s115]** - https://pmc.ncbi.nlm.nih.gov/articles/PMC3042669/

| | | | |
|---|---|---|---|
| **Autore:** | Jennifer K Cooney, Rebecca-Jane Law, Verena Matschke, Andrew B Lemmey, Jonathan P Moore, Yasmeen Ahmad, Jeremy G Jones, Peter Maddison, Jeanette M Thom | **Titolo:** | Benefits of Exercise in Rheumatoid Arthritis |
| **di:** | School of Sport, Health and Exercise Sciences, Bangor University, George Building, Holyhead Road, Bangor, Gwynedd LL57 2PZ, UK; Department of Rheumatology, Llandudno Hospital, Betsi Cadwaladr University Health Board, Llandudno, LL30 1LB, UK | **DOI:** | 10.4061/2011/681640 |
| **Data:** | 2011 Feb 13 | **Sito web:** | PubMed Central (PMC) |
| **Editore:** | Journal of Aging Research | | |

**[s116]** - https://pmc.ncbi.nlm.nih.gov/articles/PMC6494515/

| | | | |
|---|---|---|---|
| **Autore:** | Michael Hurley, Kelly Dickson, Rachel Hallett, Robert Grant, Hanan Hauari, Nicola Walsh, Claire Stansfield, Sandy Oliver | **Titolo:** | Exercise interventions and patient beliefs for people with hip, knee or hip and knee osteoarthritis: a mixed methods review |
| **di:** | St George's, University of London and Kingston University; UCL Institute of Education; University College London; University of the West of England | **DOI:** | 10.1002/14651858.CD010842.pub2 |
| **Data:** | 2018 Apr 17 | **Sito web:** | PubMed Central (PMC) |
| **Editore:** | The Cochrane Database of Systematic Reviews | | |

**[s117]** - https://pmc.ncbi.nlm.nih.gov/articles/PMC9975974/

| | | | |
|---|---|---|---|
| **Autore:** | Dimitra Moschou, Michail Krikelis, Christos Georgakopoulos, Evangelia Mole, Efstathios Chronopoulos, Symeon Tournis, Clio Mavragani, Konstantinos Makris, Ismene Dontas, Susana Gazi | **Titolo:** | Sarcopenia in Rheumatoid arthritis. A narrative review |
| **di:** | Rheumatology Department, KAT General Hospital, Attica, Greece; Laboratory for Research of the Musculoskeletal System "Theodoros Garofalidis", School of Medicine, National and Kapodistrian University of Athens, KAT General Hospital, Attica, Greece; Department of Physiology, School of Medicine, National and Kapodistrian University of Athens, Attica, Greece; Clinical Biochemistry Department, KAT General Hospital, Attica, Greece | **DOI:** | 10.22540/JFSF-08-044 |
| **Data:** | 2023 Mar 1 | **Sito web:** | PubMed Central (PMC) |
| **Editore:** | Journal of Frailty, Sarcopenia and Falls | | |

**[s118]** - https://pmc.ncbi.nlm.nih.gov/articles/PMC7120678/

| | | | |
|---|---|---|---|
| **Autore:** | Christian de Virgilio | **Titolo:** | Question Sets and Answers |
| **di:** | Department of Surgery, Harbor-UCLA Medical Center, Torrance, CA USA | **DOI:** | 10.1007/978-1-4939-1726-6_59 |
| **Data:** | 2014 Jul 19 | **Sito web:** | PubMed Central (PMC) |
| **Editore:** | Surgery | | |

**[s119]** - https://pmc.ncbi.nlm.nih.gov/articles/PMC10471880/

| | | | |
|---|---|---|---|
| **Autore:** | Ennio Lubrano, Silvia Scriffignano, Kurt de Vlam, Mario Ronga, Fabio Massimo Perrotta, Rik Lories | **Titolo:** | Triple jump for the optimal management of psoriatic arthritis: diet, sleep and exercise – a review |
| **DOI:** | 10.1136/rmdopen-2023-003339 | **Data:** | 2023 Aug 30 |
| **Sito web:** | PubMed Central (PMC) | **Editore:** | RMD Open |

**[s120]** - https://pmc.ncbi.nlm.nih.gov/articles/PMC8299916/

| | | | |
|---|---|---|---|
| **Autore:** | Ziya Altug | **Titolo:** | Lifestyle Medicine for Chronic Lower Back Pain: An Evidence-Based Approach |
| **di:** | IntegrativeDPT.com, Los Angeles, California | **DOI:** | 10.1177/1559827620971547 |
| **Data:** | 2021 Jul 21 | **Sito web:** | PubMed Central (PMC) |
| **Editore:** | American Journal of Lifestyle Medicine | | |

**[s121]** - https://pmc.ncbi.nlm.nih.gov/articles/PMC8666892/

| | | | |
|---|---|---|---|
| **Autore:** | Peter C Taylor, Mart Van de Laar, Andrew Laster, Walid Fakhouri, Amanda Quebe, Inmaculada de la Torre, Saundra Jain | **Titolo:** | Call for action: incorporating wellness practices into a holistic management plan for rheumatoid arthritis—going beyond treat to target |
| **DOI:** | 10.1136/rmdopen-2021-001959 | **Data:** | 2021 Dec 10 |
| **Sito web:** | PubMed Central (PMC) | **Editore:** | RMD Open |

**[s122]** - https://pmc.ncbi.nlm.nih.gov/articles/PMC9736780/

| | | | |
|---|---|---|---|
| **Autore:** | Christoph Schäfer, Gernot Keyßer | **Titolo:** | Lifestyle Factors and Their Influence on Rheumatoid Arthritis: A Narrative Review |
| **di:** | Department of Internal Medicine II, Medical Faculty, Martin Luther University Halle-Wittenberg, 06120 Halle, Germany | **DOI:** | 10.3390/jcm11237179 |
| **Data:** | 2022 Dec 2 | **Sito web:** | PubMed Central (PMC) |
| **Editore:** | Journal of Clinical Medicine | | |

**[s123]** - https://pmc.ncbi.nlm.nih.gov/articles/PMC9541512/

| | | | |
|---|---|---|---|
| **Autore:** | Maria L Musumeci, Maria R Nasca, Simona Boscaglia, Giuseppe Micali | **Titolo:** | The role of lifestyle and nutrition in psoriasis: Current status of knowledge and interventions |
| **di:** | University of Catania | **DOI:** | 10.1111/dth.15685 |
| **Data:** | 2022 Jul 18 | **Sito web:** | PubMed Central (PMC) |
| **Editore:** | Dermatologic Therapy | | |

**[s124]** - https://www.ncbi.nlm.nih.gov/pmc/articles/PMC10291947/

| | | | |
|---|---|---|---|
| **Autore:** | Chelsea M Guan, Shazia Beg | **Titolo:** | Diet as a Risk Factor for Rheumatoid Arthritis |
| **di:** | University of Central Florida Hospital Corporation of America (HCA) Healthcare Graduate Medical Education (GME), University of Central Florida College of Medicine | **DOI:** | 10.7759/cureus.39273 |
| **Data:** | 2023 May 20 | **Sito web:** | PubMed Central (PMC) |
| **Editore:** | Cureus | | |

**[s125]** - https://pmc.ncbi.nlm.nih.gov/articles/PMC6684958/

| | | | |
|---|---|---|---|
| **Autore:** | Alessandra Zaccardelli, H Maura Friedlander, Julia A Ford, Jeffrey A Sparks | **Titolo:** | Potential of lifestyle changes for reducing the risk of developing rheumatoid arthritis: Is an ounce of prevention worth a pound of cure? |
| **di:** | Brigham and Women's Hospital; Harvard Medical School | **DOI:** | 10.1016/j.clinthera.2019.04.021 |
| **Data:** | 2019 Jun 10 | **Sito web:** | PubMed Central (PMC) |
| **Editore:** | Clinical therapeutics | | |

**[s126]** - https://pmc.ncbi.nlm.nih.gov/articles/PMC6471071/

| | | | |
|---|---|---|---|
| **Autore:** | Mohammad Adawi, Giovanni Damiani, Nicola Luigi Bragazzi, Charlie Bridgewood, Alessia Pacifico, Rosalynn R Z Conic, Aldo Morrone, Piergiorgio Malagoli, Paolo Daniele Maria Pigatto, Howard Amital, Dennis McGonagle, Abdulla Watad | **Titolo:** | The Impact of Intermittent Fasting ( Ramadan Fasting) on Psoriatic Arthritis Disease Activity, Enthesitis, and Dactylitis: A Multicentre Study |
| **DOI:** | 10.3390/nu11030601 | **Data:** | 2019 Mar 12 |
| **Sito web:** | PubMed Central (PMC) | **Editore:** | Nutrients |

**[s127]** - https://pmc.ncbi.nlm.nih.gov/articles/PMC9571356/

| | | | |
|---|---|---|---|
| **Autore:** | Ömer Elma, Katherine Brain, Huan-Ji Dong | **Titolo:** | The Importance of Nutrition as a Lifestyle Factor in Chronic Pain Management: A Narrative Review |
| **DOI:** | 10.3390/jcm11195950 | **Data:** | 2022 Oct 9 |
| **Sito web:** | PubMed Central (PMC) | **Editore:** | Journal of Clinical Medicine |

**[s128]** - https://pmc.ncbi.nlm.nih.gov/articles/PMC10127939/

| | | | |
|---|---|---|---|
| **Autore:** | Karen B Onel, Daniel B Horton, Daniel J Lovell, Susan Shenoi, Carlos A Cuello, Sheila T Angeles-Han, Mara L Becker, Randy Q Cron, Brian M Feldman, Polly J Ferguson, Harry Gewanter, Jaime Guzman, Yukiko Kimura, Tzielan Lee, Katherine Murphy, Peter A Nigrovic, Michael J Ombrello, C Egla Rabinovich, Melissa Tesher, Marinka Twilt, Marisa Klein-Gitelman, Fatima Barbar-Smiley, Ashley M Cooper, Barbara Edelheit, Miriah Gillispie-Taylor, Kimberly Hays, Melissa L Mannion, Rosemary Peterson, Elaine Flanagan, Nadine Saad, Nancy Sullivan, Ann Marie Szymanski, Rebecca Trachtman, Marat Turgunbaev, Keila Veiga, Amy S Turner, James T Reston | **Titolo:** | 2021 American College of Rheumatology Guideline for the Treatment of Juvenile Idiopathic Arthritis: Recommendations for Nonpharmacologic Therapies, Medication Monitoring, Immunizations, and Imaging |
| **di:** | American College of Rheumatology | **DOI:** | 10.1002/art.42036 |
| **Data:** | 2022-03-01 | **Sito web:** | PubMed Central (PMC) |

# Fonti delle immagini

Le immagini non elencate sono state create internamente o acquisite con licenza appropriata. Tutti i diritti sono riservati per queste immagini.

Per tutte le altre immagini elencate qui:
Nessuna delle immagini è stata modificata, è stata adattata solo la risoluzione. Nella versione eBook, le immagini sono state compilate in collage numerati. Tutte le immagini rimangono soggette alla loro licenza originale e vengono utilizzate secondo i rispettivi termini di licenza. Se riscontri errori di attribuzione o altre discrepanze, contattaci.

Data della revisione finale dell'immagine: 2025-02-19.

### Licenza utilizzata

CC0 http://creativecommons.org/publicdomain/zero/1.0/deed.en

### Crediti immagini

**[i1]** - 001_001_003_image_kurzkettige_fettsaeuren.jpeg
https://upload.wikimedia.org/wikipedia/commons/3/32/Valeric-acid-3D-balls-B.png

| | | | |
|---|---|---|---|
| **Date:** | 2010-08-01 | **di:** | Jynto |
| **License:** | Public domain | | |

**[i2]** - 001_001_003_image_mikrobiom.jpeg
https://upload.wikimedia.org/wikipedia/commons/1/1a/Rhodium_Microbiome_Isolates_SABL_Insert_%28iss068e012558%29.jpeg

| | | | |
|---|---|---|---|
| **Date:** | Taken | **di:** | OptimusPrimeBot |
| **Artista:** | NASA Johnson Space Center / Bob Hines | **License:** | Public domain |

**[i3]** - 001_001_003_image_ballaststoffe.jpeg
https://upload.wikimedia.org/wikipedia/commons/3/3d/Fruit%2C_Vegetables_and_Grain_NCI_Visuals_Online.jpg

| | | | |
|---|---|---|---|
| **Date:** | 1989 | **di:** | Lobo |
| **Artista:** | Unknown authorUnknown author | **License:** | Public domain |

**[i4]** - 001_002_001_image_carotinoide.jpeg
https://upload.wikimedia.org/wikipedia/commons/1/14/Pumpkin_Pie.jpg

| | | | |
|---|---|---|---|
| **Date:** | 2012-03-11 | **di:** | Jean-Frédéric |
| **Artista:** | Peggy Greb | **License:** | Public domain |

**[i5]** - 001_002_002_image_chiasamen.jpeg
https://upload.wikimedia.org/wikipedia/commons/5/5b/Mexican_chia_seeds_%281%29.jpg
**Date:** 2024-05-31 **di:** Fumikas Sagisavas
**License:** CC0

---

**[i6]** - 001_002_002_image_lachs.jpeg
https://upload.wikimedia.org/wikipedia/commons/e/e3/Box_of_salmon_from_Shiranuka.jpg
**Date:** 2021-11-18 **di:** Syced
**License:** CC0

---

**[i7]** - 001_002_002_image_leinoel.jpeg
https://upload.wikimedia.org/wikipedia/commons/9/9e/Flaxseed_is_fed_into_a_battery_of_five-roller_grinders%2C_the_first_step_in_extracting_linseed_oil_-_NARA_-_283916.jpg
**Date:** circa **di:** US National Archives bot
**Artista:** class="fn value"> Unknown authorUnknown author or not provided **License:** Public domain

---

**[i8]** - 001_002_002_image_makrele.jpeg
https://upload.wikimedia.org/wikipedia/commons/8/88/Maquereaux_etal.jpg
**Date:** 2004-05-31 **di:** Rex
**Artista:** Jastrow **License:** Public domain

---

**[i9]** - 001_002_003_image_vitamin_a.jpeg
https://upload.wikimedia.org/wikipedia/commons/c/c2/Vitamin_C.jpg
**Date:** 2019-10-29 **di:** BarbariSka88
**License:** CC0

---

**[i10]** - 001_002_003_image_vitamin_c.jpeg
https://upload.wikimedia.org/wikipedia/commons/d/dd/Vitamin_C_%281989_calendar_march%29.jpg
**Date:** 1989-01 **di:** Fæ
**Artista:** Bill Branson (Photographer) **License:** Public domain

---

**[i11]** - 001_002_003_image_zink.jpeg
https://upload.wikimedia.org/wikipedia/commons/4/46/Zinc_Cafe_%28Los_Angeles%29_Salmon_dish_%28July_2022%29.jpg
**Date:** 2022-07-24 **di:** Benoît Prieur
**License:** CC0

---

**[i12]** - 001_003_001_image_zytokin.jpeg
https://upload.wikimedia.org/wikipedia/commons/c/c0/BDNF_1BND.jpg
**Date:** 2010-11-04 **di:** Ayacop
**License:** Public domain

---

**[i13]** - 001_003_002_image_darmschleimhaut.jpeg
https://upload.wikimedia.org/wikipedia/commons/f/fe/Histopathology_of_intestinal_spirochetosis.jpg
**Date:** 2022-09-01 **di:** Mikael Häggström
**License:** CC0

---

**[i14]** - 001_003_002_image_molekulare_mimikry.jpeg
https://upload.wikimedia.org/wikipedia/commons/6/61/Streptococcus_pyogenes_01.jpg
**Date:** 1979 **di:** Quibik
**Artista:** Photo Credit: Content Providers(s): **License:** Public domain

---

**[i15]** - 001_003_003_image_anthocyan.jpeg
https://upload.wikimedia.org/wikipedia/commons/3/3c/Lathyrus_vernus_habitus.jpg
**Date:** 2020-05-03 **di:** Nefronus
**License:** CC0

---

**[i16]** - 001_003_003_image_mitochondrium.jpeg
https://upload.wikimedia.org/wikipedia/commons/0/0c/Mitochondria%2C_mammalian_lung_-_TEM.jpg

| | | | |
|---|---|---|---|
| **Date:** | 2008-05-16 | **di:** | Vojtěch Dostál |
| **Artista:** | Louisa Howard | **License:** | Public domain |

**[i17]** - 002_001_001_image_mediterrane_ernaehrung.jpeg
https://upload.wikimedia.org/wikipedia/commons/8/8b/Michael_Taylor_and_colleagues_visit_the_farm_stand_owned_by_the_Spear_family_in_Waldoboro.jpg

| | | | |
|---|---|---|---|
| **Date:** | 2013-08-18 | **di:** | Darlenefrivera |
| **Artista:** | The U.S. Food and Drug Administration | **License:** | Public domain |

**[i18]** - 002_001_003_image_oxidativer_stress.jpeg
https://upload.wikimedia.org/wikipedia/commons/f/f9/Lewis_Researcher_in_the_Materials_and_Stresses_Building_%28GRC-1952-C-31339%29.jpg

| | | | |
|---|---|---|---|
| **Date:** | Taken | **di:** | OptimusPrimeBot |
| **Artista:** | NASA Glenn Research Center | **License:** | Public domain |

**[i19]** - 002_001_003_image_creaktives_protein.jpeg
https://upload.wikimedia.org/wikipedia/commons/f/f5/Computer-generated_image_of_the_structure_for_C-reactive_protein.jpg

| | | | |
|---|---|---|---|
| **Date:** | 2009-11-03 | **di:** | Maureendberryhill |
| **Artista:** | National Institute of Standards and Technology | **License:** | Public domain |

**[i20]** - 002_002_001_image_ketogene_ernaehrung.jpeg
https://upload.wikimedia.org/wikipedia/commons/b/b4/Measuring_Ketocal.jpg

| | | | |
|---|---|---|---|
| **Date:** | 2008-12-18 | **di:** | Colin |
| **License:** | Public domain | | |

**[i21]** - 002_002_001_image_vegane_ernaehrung.jpeg
https://upload.wikimedia.org/wikipedia/commons/6/64/Vegan_Curry_-_Milk_No_Sugar.jpg

| | | | |
|---|---|---|---|
| **Date:** | 2023-04-11 | **di:** | Onthewings |
| **Artista:** | Andy Li | **License:** | CC0 |

**[i22]** - 002_002_003_image_gelenkknorpel.jpeg
https://upload.wikimedia.org/wikipedia/commons/f/fb/Histology_of_articular_cartilage_zones.jpg

| | | | |
|---|---|---|---|
| **Date:** | 2016-07-01 | **di:** | Mikael Häggström |
| **Artista:** | Catherine A. Bautista, Hee Jun Park, Courtney M. Mazur, Roy K. Aaron, Bahar Bilgen | **License:** | CC0 |

**[i23]** - 002_002_003_image_kollagen.jpeg
https://upload.wikimedia.org/wikipedia/commons/2/25/Fibers_of_Collagen_Type_I_-_TEM_.jpg

| | | | |
|---|---|---|---|
| **Date:** | 2006-10-07 | **di:** | Patho |
| **Artista:** | Louisa Howard | **License:** | Public domain |

**[i24]** - 002_002_003_image_omega3fettsaeuren.jpeg
https://upload.wikimedia.org/wikipedia/commons/f/fb/Sunsplash_omega3_leinsameno.jpg

| | | | |
|---|---|---|---|
| **Date:** | 2005-08-07 | **di:** | VisualBeo |
| **Artista:** | Christian H. | **License:** | Public domain |

**[i25]** - 002_003_002_image_leinsamen.jpeg
https://upload.wikimedia.org/wikipedia/commons/8/84/Linum_usitatissimum%2C_Findlay_Township%2C_2024-10-22.jpg

| | | | |
|---|---|---|---|
| **Date:** | 2024-10-22 | **di:** | Cbaile19 |
| **License:** | CC0 | | |

**[i26]** - 002_003_003_image_nahrungsergaenzungsmittel.jpeg
https://upload.wikimedia.org/wikipedia/commons/f/f1/Iodine_pills.jpg

| | | | |
|---|---|---|---|
| **Date:** | 2014-12-02 | **di:** | Mx. Granger |
| **License:** | CC0 | | |

**[i27]** - 003_001_001_image_getraenke.jpeg
https://upload.wikimedia.org/wikipedia/commons/c/ce/EmiMa-077.jpg

| | | | |
|---|---|---|---|
| **Date:** | 2016-11-30 | **di:** | MartinThoma |
| **Artista:** | Emanuel Jöbstl und Martin Thoma | **License:** | CC0 |

**[i28]** - 003_001_001_image_lebensmittel.jpeg
https://upload.wikimedia.org/wikipedia/commons/6/6d/Good_Food_Display_-_NCI_Visuals_Online.jpg

| | | | |
|---|---|---|---|
| **Date:** | 1988-12 | **di:** | Lobo |
| **Artista:** | Unknown authorUnknown author | **License:** | Public domain |

**[i29]** - 003_001_001_image_obst.jpeg
https://upload.wikimedia.org/wikipedia/commons/e/e0/Citrus_fruits.jpg

| | | | |
|---|---|---|---|
| **Date:** | 2005-01-15 | **di:** | MarkSweep |
| **Artista:** | Scott Bauer, USDA | **License:** | Public domain |

**[i30]** - 003_001_001_image_gemuese.jpeg
https://upload.wikimedia.org/wikipedia/commons/9/97/Child_working_selling_vegetables_in_downtown_Maracaibo.jpg

| | | | |
|---|---|---|---|
| **Date:** | 2013-03-16 | **di:** | Wilfredor |
| **License:** | CC0 | | |

**[i31]** - 003_001_002_image_muedigkeit.jpeg
https://upload.wikimedia.org/wikipedia/commons/e/e3/Fatigue2.jpg

| | | | |
|---|---|---|---|
| **Date:** | 13 October 2012 | **di:** | Fel23 |
| **Artista:** | geralt | **License:** | CC0 |

**[i32]** - 003_002_002_image_gewuerze.jpeg
https://upload.wikimedia.org/wikipedia/commons/2/24/Spices_in_Medeltidsmuseet.jpg

| | | | |
|---|---|---|---|
| **Date:** | 2023-02-23 | **di:** | StarTrekker |
| **License:** | CC0 | | |

**[i33]** - 003_002_002_image_huelsenfruechte.jpeg
https://upload.wikimedia.org/wikipedia/commons/e/e7/Various_legumes.jpg

| | | | |
|---|---|---|---|
| **Date:** | 2013-12-13 | **di:** | FarnhamJ |
| **Artista:** | Keith Weller, Agricultural Research Service, USDA | **License:** | Public domain |

**[i34]** - 003_002_002_image_nuesse.jpeg
https://upload.wikimedia.org/wikipedia/commons/a/ae/Pecans%2C_hazelnuts%2C_walnuts%2C_almonds%2C_Brazil_nuts_on_a_table_with_logs_2.jpg

| | | | |
|---|---|---|---|
| **Date:** | 2016-12-22 | **di:** | Baileynorwood |
| **License:** | CC0 | | |

**[i35]** - 003_002_002_image_vollkornprodukte.jpeg
https://upload.wikimedia.org/wikipedia/commons/f/f5/QuinoaGrains.jpg

| | | | |
|---|---|---|---|
| **Date:** | 2008-04-09 | **di:** | Ben pcc |
| **Artista:** | User:Ben_pcc | **License:** | Public domain |

**[i36]** - 003_002_003_image_konserven.jpeg
https://upload.wikimedia.org/wikipedia/commons/8/87/Pressure_canner.jpg

| | | | |
|---|---|---|---|
| **Date:** | 2017-06-23 | **di:** | Kittycataclysm |
| **Artista:** | Colorado State University Extension | **License:** | CC0 |

**[i37]** - 003_002_003_image_lebensmittelverschwendung.jpeg
https://upload.wikimedia.org/wikipedia/commons/a/a6/Food_Waste_nach_Weihnachten.jpg

| | | | |
|---|---|---|---|
| **Date:** | 2023-12-28 | **di:** | PizzaToast |
| **License:** | CC0 | | |

**[i38]** - 003_002_003_image_trockenwaren.jpeg
https://upload.wikimedia.org/wikipedia/commons/f/f4/Food_dryer_-_interior.jpg

| | | | |
|---|---|---|---|
| **Date:** | 2024-05-17 | **di:** | Waz8 |
| **License:** | CC0 | | |

**[i39]** - 003_002_003_image_getreideprodukte.jpeg
https://upload.wikimedia.org/wikipedia/commons/b/b3/Various_grains.jpg

| | | | |
|---|---|---|---|
| **Date:** | before | **di:** | Rainer Zenz |
| **Artista:** | Peggy Greb, USDA ARS | **License:** | Public domain |

**[i40]** - 003_002_003_image_tiefkuehlkost.jpeg
https://upload.wikimedia.org/wikipedia/commons/4/47/Refrigerator_with_frozen_foods_in_Sailor_House_%281%29.jpg

| | | | |
|---|---|---|---|
| **Date:** | 2022-02-19 | **di:** | Onthewings |
| **Artista:** | Andy Li | **License:** | CC0 |

**[i41]** - 003_003_003_image_meditation.jpeg
https://upload.wikimedia.org/wikipedia/commons/0/00/Meditation_Focus_Point.jpg

| | | | |
|---|---|---|---|
| **Date:** | 2024-12-12 | **di:** | Bondigoldwiki |
| **License:** | CC0 | | |

**[i42]** - 003_003_003_image_yoga.jpeg
https://upload.wikimedia.org/wikipedia/commons/f/fc/Yoga_Room_-_23_RAW-Export_%28Sergej_Majboroda_via_Poly_Haven%29.png

| | | | |
|---|---|---|---|
| **Date:** | 08.3.2023 | **di:** | PantheraLeo1359531 |
| **Artista:** | https://polyhaven.com/all?a=Sergej%20Majboroda | **License:** | CC0 |

**[i43]** - 003_003_003_image_schlafrhythmus.jpeg
https://upload.wikimedia.org/wikipedia/commons/c/c0/Clay_Sleepwalker_Bernd_Lantern.jpg

| | | | |
|---|---|---|---|
| **Date:** | 2024-04-02 | **di:** | R. J. Mathar |
| **License:** | CC0 | | |

**[i44]** - 003_003_003_image_stressreaktionen.jpeg
https://upload.wikimedia.org/wikipedia/commons/6/62/Canva_-_Woman_Feeling_Emotional_Stress.jpg

| | | | |
|---|---|---|---|
| **Date:** | 2016-07-04 | **di:** | Carovinc2 |
| **Artista:** | MismibaTinasheMadando | **License:** | CC0 |

**[i45]** - 004_001_001_image_darmflora.jpeg
https://upload.wikimedia.org/wikipedia/commons/d/da/Candida_albicans_PHIL_3192_lores.jpg

| | | | |
|---|---|---|---|
| **Date:** | 1969 | **di:** | Martin H. |
| **Artista:** | CDC/Dr. William Kaplan | **License:** | Public domain |

**[i46]** - 004_001_001_image_mikroorganismen.jpeg
https://upload.wikimedia.org/wikipedia/commons/b/bc/E_coli_at_10000x%2C_original.jpg

| | | | |
|---|---|---|---|
| **Date:** | 2005-03 | **di:** | Brian0918 |
| **Artista:** | Photo byfkfkrErbe, digital colorization by Christopher Pooley, both of USDA, ARS, EMU. | **License:** | Public domain |

**[i47]** - 004_001_002_image_propionat.jpeg
https://upload.wikimedia.org/wikipedia/commons/f/f8/Propionic_acid_spheres.png

| | | | |
|---|---|---|---|
| **Date:** | 2009-10-29 | **di:** | Edgar181 |
| **License:** | Public domain | | |

**[i48]** - 004_001_002_image_topinambur.jpeg
https://upload.wikimedia.org/wikipedia/commons/2/25/Helianthus_tuberosus_-_Champ_de_topinambours.jpg

| | | | |
|---|---|---|---|
| **Date:** | 2012-09-29 | **di:** | Dinkum |
| **License:** | CC0 | | |

**[i49]** - 004_002_001_image_pflanzliche_ernaehrung.jpeg
https://upload.wikimedia.org/wikipedia/commons/4/4e/Vegetarian_diet.jpg

| | | | |
|---|---|---|---|
| **Date:** | 2006-03-20 | **di:** | Dbenbenn |
| **Artista:** | Scott Bauer, USDA ARS | **License:** | Public domain |

**[i50]** - 004_002_002_image_ahornsirup.jpeg
https://upload.wikimedia.org/wikipedia/commons/1/18/Maple_syrup.jpg

| | | | |
|---|---|---|---|
| **Date:** | 15 April 2006 | **di:** | Miguel Andrade |
| **License:** | Public domain | | |

**[i51]** - 004_002_002_image_hirse.jpeg
https://upload.wikimedia.org/wikipedia/commons/b/b5/Pearl_millet_in_Namibia.png

| | | | |
|---|---|---|---|
| **Date:** | 2024-04-09 | **di:** | Maria Beatrics |
| **License:** | CC0 | | |

**[i52]** - 004_002_002_image_quinoa.jpeg
https://upload.wikimedia.org/wikipedia/commons/9/96/Salmon_on_quinoa_-_Massachusetts.jpg

| | | | |
|---|---|---|---|
| **Date:** | 28 December 2024 | **di:** | Daderot |
| **License:** | CC0 | | |

**[i53]** - 004_002_002_image_stevia.jpeg
https://upload.wikimedia.org/wikipedia/commons/0/0f/Stevia_rebaudiana_%28potted_plant%29.jpg

| | | | |
|---|---|---|---|
| **Date:** | 2010-10-17 | **di:** | Gabriela Ruellan |
| **Artista:** | Gabriela F. Ruellan | **License:** | CC0 |

**[i54]** - 004_003_002_image_entzuendungsmarker.jpeg
https://upload.wikimedia.org/wikipedia/commons/4/42/Rouleaux_Red_Cells.jpg

| | | | |
|---|---|---|---|
| **Date:** | 2014-11-15 | **di:** | Osasere05 |
| **Artista:** | Prof. Osaro Erhabor | **License:** | CC0 |

**[i55]** - 004_003_002_image_folsaeure.jpeg
https://upload.wikimedia.org/wikipedia/commons/a/a9/Folic_Acid_SFM.png

| | | | |
|---|---|---|---|
| **Date:** | 2010-06-28 | **di:** | Lanulos |
| **License:** | Public domain | | |

**[i56]** - 004_003_003_image_knorpelgewebe.jpeg
https://upload.wikimedia.org/wikipedia/commons/e/ee/Hypertrophic_Zone_of_Epiphyseal_Plate.jpg

| | | | |
|---|---|---|---|
| **Date:** | 2010-02-22 | **di:** | Robert M. Hunt~commonswiki |
| **Artista:** | Robert M. Hunt | **License:** | Public domain |

**[i57]** - 005_001_001_image_pilates.jpeg
https://upload.wikimedia.org/wikipedia/commons/9/91/Pilates_01.jpg

| | | | |
|---|---|---|---|
| **Date:** | 2008-02 | **di:** | ISED |
| **Artista:** | J. Vílchez | **License:** | Public domain |

**[i58]** - 005_001_001_image_tai_chi.jpeg
https://upload.wikimedia.org/wikipedia/commons/c/ca/Haikou_People%27s_Park_-_people_practicing_t%27ai_chi_ch%27uan_%28tai_chi%29_-_01.jpg

| | | | |
|---|---|---|---|
| **Date:** | 2012-04-17 | **di:** | Anna Frodesiak |
| **License:** | CC0 | | |

**[i59]** - 005_001_001_image_wassergymnastik.jpeg
https://upload.wikimedia.org/wikipedia/commons/8/8a/US_Navy_050816-M-4322H-001_Participants_of_the_Marine_Corps_Community_Services_water_aerobics_class_take_a_short_rest_after_treading_water_in_the_pool.jpg

| | | | |
|---|---|---|---|
| **Date:** | Taken | **di:** | BotMultichillT |
| **Artista:** | U.S. Marine Corps photo by Cpl. Martin R. Harris | **License:** | Public domain |

**[i60]** - 005_001_002_image_fitnessband.jpeg
https://upload.wikimedia.org/wikipedia/commons/c/cd/Fitness_bar_with_resistance_tube.jpg

| | | | |
|---|---|---|---|
| **Date:** | 2024-01-24 | **di:** | Corn cheese |
| **License:** | CC0 | | |

**[i61]** - 005_001_002_image_hantel.jpeg
https://upload.wikimedia.org/wikipedia/commons/f/f2/Kurzhanteln_2_x_15_kg_2v2.jpg

| | | | |
|---|---|---|---|
| **Date:** | 2021-07-15 | **di:** | Singlespeedfahrer |
| **License:** | CC0 | | |

**[i62]** - 005_001_002_image_physiotherapeut.jpeg
https://upload.wikimedia.org/wikipedia/commons/8/8c/Physical_Therapists_at_work.jpg

| | | | |
|---|---|---|---|
| **Date:** | 2011-03-07 | **di:** | Jnyles |
| **Artista:** | _US_Navy_100723-N-7214P-020_Machinist's_Mate_Fireman_George_F._Avinger_practices_cone_drills_during_physical_therapy_in_the_Comprehensive_Combat_and_Complex_Casualty_Care_facility_at_Naval_Medical_Center_San_Diego.jpg | **License:** | Public domain |

**[i63]** - 005_002_001_image_nikotin.jpeg
https://upload.wikimedia.org/wikipedia/commons/7/7c/Leaf_epidermis.jpg

| | | | |
|---|---|---|---|
| **Date:** | sconosciuto | **di:** | Calliopejen1 |
| **Artista:** | Louisa Howard (Dartmouth electron microscope facility) | **License:** | Public domain |

**[i64]** - 005_003_001_image_antibiotika.jpeg
https://upload.wikimedia.org/wikipedia/commons/5/59/Staphylococcus_aureus_%28AB_Test%29.jpg

| | | | |
|---|---|---|---|
| **Date:** | 1972 | **di:** | Chb |
| **Artista:** | CDC / Provider: Don Stalons | **License:** | Public domain |

**[i65]** - 005_003_001_image_leber.jpeg
https://upload.wikimedia.org/wikipedia/commons/5/53/Secondary_tumor_deposits_in_the_liver_from_a_primary_cancer_of_the_pancreas.jpg

| | | | |
|---|---|---|---|
| **Date:** | 2002 | **di:** | Haymanj |
| **License:** | Public domain | | |

**[i66]** - 005_003_003_image_laborparameter.jpeg
https://upload.wikimedia.org/wikipedia/commons/0/0c/Barbara_Askins%2C_Chemist_-_GPN-2004-00022.jpg

| | | | |
|---|---|---|---|
| **Date:** | 1978 | **di:** | BotMultichillT |
| **Artista:** | NASA | **License:** | Public domain |

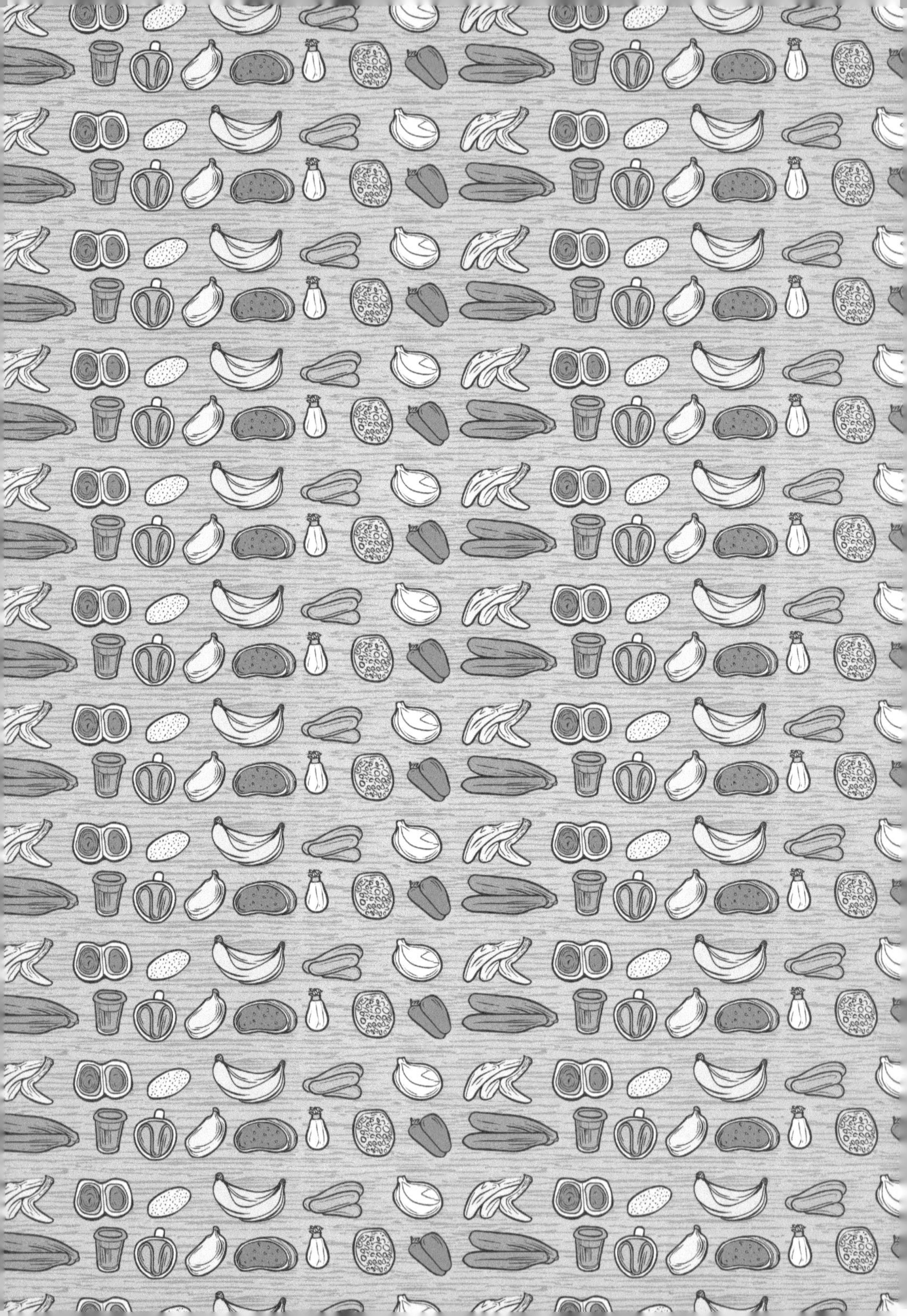

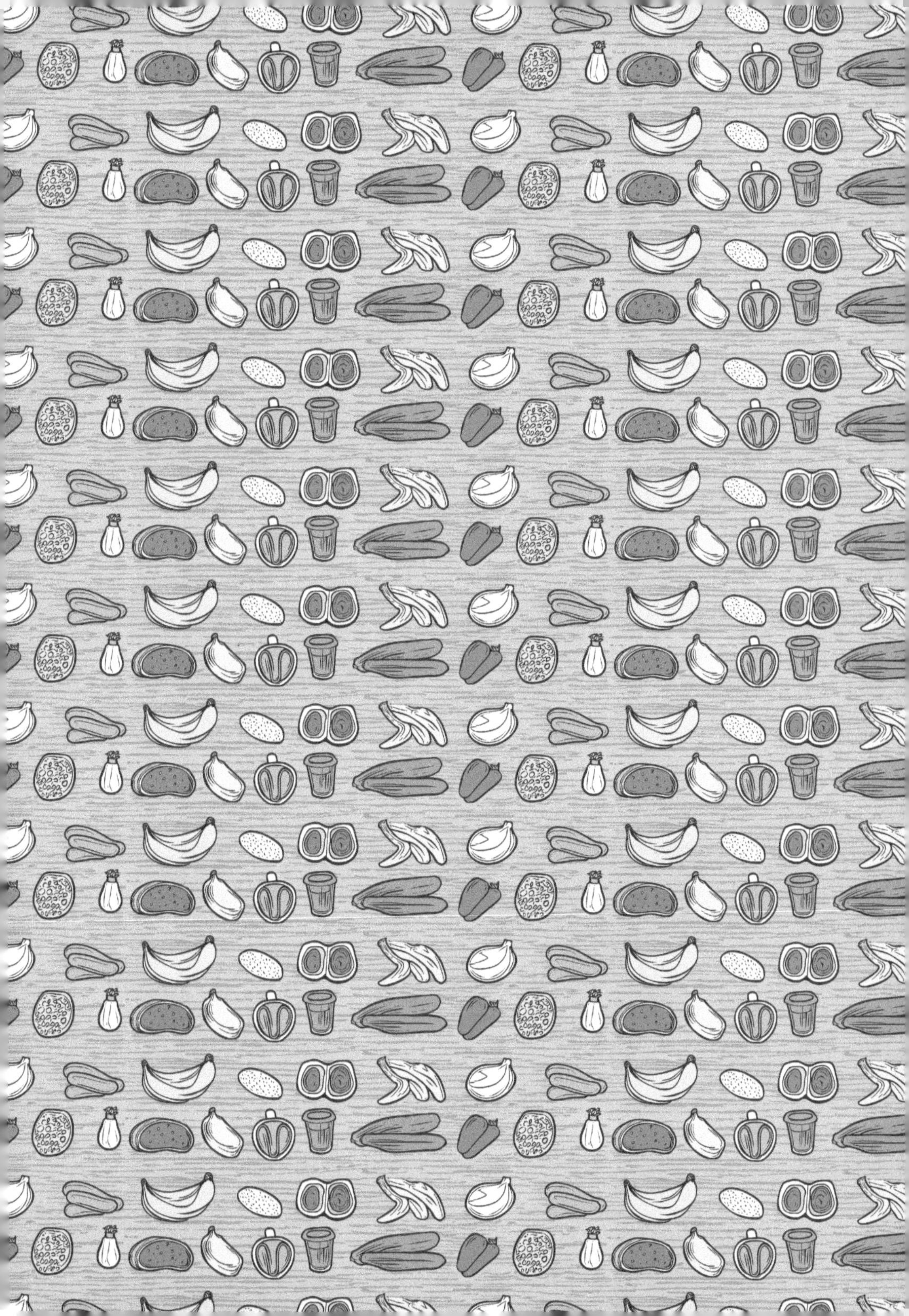